民族医药抢救性发掘整理

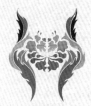

佤族医药

邓泽 侯凤飞 主编

中医古籍出版社

图书在版编目（CIP）数据

佤族医药/邓泽，侯凤飞主编.—北京：中医古籍出版社，2014.6
（民族医药抢救性发掘整理）
ISBN 978-7-5152-0558-8

Ⅰ.①佤… Ⅱ.①邓… ②侯… Ⅲ.①佤族－民族医学 Ⅳ.①R295.5

中国版本图书馆CIP数据核字(2014)第011296号

民族医药抢救性发掘整理
佤族医药

邓泽　侯凤飞　主编

责任编辑　孙志波
装帧设计　韩博玥　张雅娣
出版发行　中医古籍出版社
社　　址　北京东直门内南小街16号（100700）
印　　刷　廊坊市三友印务装订有限公司
开　　本　710×1000　1/16
印　　张　9
字　　数　106千字　彩插147幅
版　　次　2014年6月第1版　2014年6月第1次印刷
印　　数　0001～2000册
书　　号　ISBN 978-7-5152-0558-8
定　　价　36.00元

序

　　满族、鄂温克族、布朗族、怒族、傈僳族、佤族、德昂族、阿昌族、哈尼族、仫佬族等10个少数民族传统医药的发掘整理是国家"十一五"科技支撑计划资助项目"民族医药发展关键技术示范研究"课题，也是一项民族医药抢救性发掘整理任务。这项工作，在中国中医药科技开发交流中心的组织指导下和有关民族地区一批专家的努力发掘下，从2008年启动到2011年结束，历时3年终于完成，取得了丰硕的成果。不仅推动了当地的民族医药工作，而且编著出版了这套《民族医药抢救发掘整理丛书》，使无形的文化遗产变成了有形的文本记录。这是我国民族医药事业发展建设的一项重要成果，为我国传统医药非物质文化遗产保存、保护了一份可贵资料。

　　民族文化是民族医药之母。上述10个民族中有8个民族信仰萨满教或原始宗教即自然崇拜、多神崇拜和祖先崇拜，有两个民族信仰南传佛教。他们的宗教信仰影响了他们的世界观、生命观和疾病观，以致传统医药中保留了不少"医巫不分""医巫一体""鬼神作祟""神药两解"的成分或痕迹。这一点，最容易引起现代科学者的反感；有人甚至攻其一点，不及其余，对民族医药采取完全否定的态度。但这正是民族文化难以回避的问题。因为，一方面，任何传统医药都有医巫不分的童年；另一方面，"神药两解"在不断的医疗实践中有了变化，也有了新意，已不是一般的望文生义所能理解和愿意理解的。《黄帝内经》云："拘于鬼神者，不可与言至德。"（见"五脏别论篇"）春秋时代的名医扁鹊说："故病有六不治。骄恣不论于理，一不治也；轻身重财，二不治也；衣食不能适，三不治也；阴阳并，脏气不定，四不治也；形羸不能服药，五不治也；信巫不信医，六不治也。"这第六个不治，与《黄帝内经》"不可与言至德"内外呼应，成为中医脱离"医巫不分"的有力证明。但许多民族医药还没有达到这个程度。纵然如此，民族医药仍不失为伟大医药宝库的重要组成部分。西方无数的政治家、科学家都是有神论者，他们相信上帝、相信真主，经常遇事祷告，按着圣经宣誓，人们习以为常，不以为奇，而唯独中国的一部分科学工作者和管理工作者，高举科学主义的大旗，对民族医药责难有加，苛求无尽，不欲其生。在长期处于发展中的中国，在认知文化多样性的今天，这种狭隘的"科学观"实在令人费解。

从总体上看，《民族医药抢救发掘整理丛书》对每个民族医药的记述包括四个部分：一是本民族的基本情况、文化背景、民间习俗；二是养生观念、起居饮食、病因病原、诊断治疗等传统医药知识；三是草药资源和草药应用；四是医药历史和医林人物。其发掘整理的深度并不一致。有的如满医药、佤医药、哈尼医药过去已有人收集整理，出版过书籍。不过这一次做得更加全面更加系统。《民族医药抢救发掘整理丛书》对民族医药的诊疗、方药的收集最为着力，但正如《阿昌族医药》的编著者所言："这些治疗方法与用药经验以"碎片"的形式高度分散在各个阿昌医的头脑里，以本民族语言流传于民间。"其他民族医药也是大抵如此。特别是时至今日未发掘整理某些民族医药，其丢失衰败的程度已相当不堪。要完整地收拾这一片"原生态"的领域，事实上已经不可能了。身怀绝技的民族民间医生，已如凤毛麟角。所以这一批抢救得来的10种民族医药资料，就显得尤其珍贵。

从20世纪80年代以来，中国进入解放思想、改革开放的新时期。1984年，卫生部和国家民委在呼和浩特市召开了第一届全国民族医药工作会议，提出了继承发展民族医药的全面规划和整理发掘民族医药的具体任务。近30年来，发掘整理基本上接近完成，还有20个少数民族的传统医药尚待发掘，他们主要是人口较少民族。数量虽少，但任务艰巨。因为他们都在边远贫困地区，居住分散，交通不便。但作为兄弟民族的传统文化，乃千百年来群众的创造与积累，源自乡村野老，长于草根之间，我们必须同等对待，同样珍惜。陶弘景曰："或田舍试验之法，或殊域异识之士，如藕皮散血起自庖人，牵牛逐水近出野老；饼店蒜薤，乃是下蛇之药；路边地松，而为金疮所秘。此盖天地间物类，莫不为天地间用。"也正如赵学敏《串雅·自序》所言："谁谓小道不有可观者欤！"因此，面对人口较少民族的民族医药，无论其发掘整理存在多大困难，我希望通过总体安排，精心组织，再来一次抢救性发掘整理，把课补完，以全面完成这项历史任务。

是为序。

国家中医药管理局原副局长

中国民族医药学会名誉会长

诸国本

2012年9月9日

前　言

中医药（民族医药）是中国人民与自然和疾病作斗争历史的结晶，为中华民族的繁衍生息、世代相传、繁荣昌盛作出了巨大的贡献，是中华民族的民族瑰宝。

佤族是中华民族大家庭中的一员，主要分布居住在云南省西盟、沧源、孟连三县，耿马、澜沧、双江、镇康、永德、昌宁、勐海等县也有分布。人口总数 396610 人。佤族医药是对中医药的完善与补充，同样也为佤族人民的繁衍生息作出了巨大的贡献。

在国家"十一五"科技支撑计划资金的扶持和资助下，云南省普洱市民族传统医药研究所承担了"佤族医药的抢救性发掘整理研究"课题。在课题实施过程中，课题组严格按照《课题任务书》和《课题实施方案》的要求，认真查阅佤族历史文献资料、采访民族医药重要线索和重要人物，访问了佤族民间医生，通过三年的不懈努力，课题组的足迹遍布佤族聚居地 95% 以上区域；开展佤族医药的多维记录，采访了 73 位佤族医药从业人员，详细记录了这些佤族医生对医药的认识，疾病治疗的特点和手段、方法，便于今后研究、传承；整体开展佤族医药文化遗产的传承与保护；总结提炼出了佤族医药抢救性发掘整理的方法和手段；提炼总结了佤族医药理论，养生保健观点、观念和方法。研究中采用和借鉴了民族医药研究先进的技术和理论、取得了佤族医药理论研究的第一手材料，结合课题的研究内容要求编写了《佤族医药》，按课题任务书的要求圆满完成了课题全部研究内容，取得了预期的研究成果。

在研究的过程中，课题组成员得到了云南省普洱市各级卫生行政管理部门，相关县、乡医疗机构，普洱市民宗局，云南省临沧市沧源县佤医佤药研究所以及中国医学科学院西双版纳药用植物研究所从事佤族医药研究的郭绍荣老前辈的大力帮助与支持，在此，对他们的热忱的帮助与支持，表示深深的谢意！

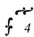

　　佤族医药的发展与传承需要得到社会各界的大力扶持，让我们携起手来，共同努力，为佤族医药的美好明天而努力奋斗。

编　者

2011 年 7 月

目　录

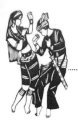

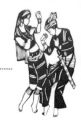

第一章　佤族概况

一、佤族基本情况介绍

（一）佤族人口与分布的基本情况介绍

1. 佤族的人口与分布情况

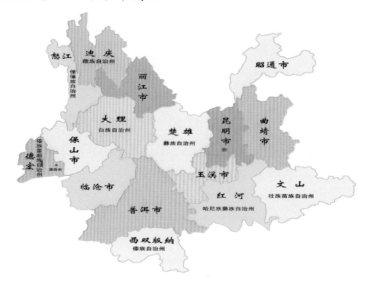

　　佤族主要分布居住地区：普洱市、临沧市、保山市、西双版纳州、德宏州等。

　　我国的佤族主要分布在云南省西盟、沧源、孟连三县，耿马、澜沧、双江、镇康、永德、昌宁、勐海等县也有分布。由于佤族主要分布区在澜沧江和萨尔温江之间的怒山山脉南段展开地带，山峦起伏，

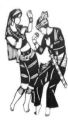

平坝极少，又称阿佤山区。根据2000年第五次全国人口普查统计，佤族人口数为396610。分布居住在云南省西南部的佤族有一个佤族聚居区和三个佤族散居区：以沧源、西盟县为中心是佤族主要聚居区（阿佤山）；以保山、腾冲、梁河、凤庆等县为北散居区；以普洱市的思茅区、宁洱县、景谷县为东散居区；以西双版纳为南散居区。云南省的佤族人口占全国佤族人口的98.8%；其余占全国佤族人口的0.2%分散居住在山东、四川、河南、湖北、江苏、安徽、广东等25个省（市、自治区）。

2. 佤族是跨境民族，在缅甸和泰国两国的北部均有分布

（二）佤族分布居住区自然条件和资源情况概述

1. 佤族人口的地理分布特点

其一，以西盟、沧源为中心，呈现扇状向北、东、南伸展，离开中心愈远，佤族人口稀疏。其二，在聚居和散居区，佤族与傣族等民族形成大杂居的局面，相互之间有着密切的经济、文化等方面的联系。其三，在各民族大杂居的局面下，佤族保持了本民族居住的相对集中，形成了以村寨为单位的聚居；相当程度上保留本民族的社会文化。而分散在其他民族占多数的村寨中的佤族，则逐步地融合、归入到其他民族之中。

2. 佤族聚居区自然环境（地理环境）状况

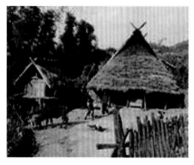

佤族分布的地理区域，约东经90°～100°，北纬22°～24°，处在北回归线的南北，属亚热带气候。这里雨量充沛，土壤肥沃，很适宜农作物和其他植物的生长。

佤族很早长期生活、劳动、繁衍在由高山、深谷、林海组成的神奇、美丽的土地——阿佤山。这里的山脉，皆自北而

南，主要有照房山、回汗山、四排山、窝坎山、芒告山、西盟山、龙坎山和大黑山等，最高山峰海拔达2800米，是澜沧江和萨尔温江的分水岭。主要的河流有勐董河、拉勐河、小黑河、南览河和南垒河、流入澜沧江；南定河、芒库河、南滚河、南马河、库杏河、南康河、南锡河和南卡江，这些河流多流入萨尔温江。阿佤山属亚热带气候，平均海拔1300米上下。这里气候宜人，既无严冬，又无酷夏，只有"干季"和"雨季"之分。即冬春干旱，夏秋多雨，干湿分明。平均年气温为15.3℃，平均年降雨量达2739毫米，在云南省各地区降雨量为最多。

3. 佤族分布居住区自然资源情况

优越的自然环境条件使佤族聚居地（普洱市、临沧市等）非常适宜多种植物的生长，造就了佤族聚居地（普洱市、临沧市等）植物品种繁多，生物多样性特性显著的特点，成为云南省"植物王国"的体现和缩影。据查，佤族聚居地的高等植物有352科、1688属、5600余种，其中，属国家级保护珍稀植物58种。已知的药用植物1000余种，属国家重点普查的药用植物有302种。宜种植的农作物有旱稻、水稻、玉米、小红、高粱、小麦、白薯、马铃薯、油菜、花生、芝麻、豆类和瓜类。宜种植的经济作物有甘蔗、茶叶、橡胶、草棉、木棉、麻、烟草、蓝靛、龙舌兰、紫梗和其他药材等。阿佤山林木茂盛，翠竹成林，种类繁多。除竹林和杂木林外，

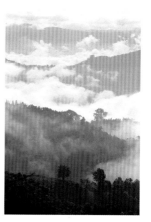

还有黄果、桃、李子、菠萝蜜、美人香蕉、酸木瓜、核桃、花椒、桐油等经济林木。在森林和灌木丛中，栖息着野象、虎、豹、熊、鹿、麂子、羚羊、豪猪、野猪和各种野生动物。

佤族分布居住地矿产资源丰富，蕴藏着金、银、铜、铅、锌、钾、铁等有色金属和煤、石膏、硫黄等丰富的矿藏。

4. 佤族聚居地的社会经济状况

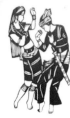

从唐代以后的记载可以看出，佤族主要从事狩猎、采集、饲养家畜，有的已经是初期的农业经济。明清以来，佤族的社会经济又有了较大的发展。当时的佤族社会已从原始的采集、狩猎过渡到以农业为主，并从原始氏族公社过渡到以地缘为基础的农村公社。然而与其他较先进的氏族比较，社会发展仍较缓慢。他们"居山岭"，种杂粮，捕猎仍占重要地位。耕作方法"不用牛耕，惟妇人用攫锄之"。虽有寨落，但"迁徒无常，不留余粟"。

19世纪以来，佤族社会发生了很大变化。这是由于民族间经济文化关系的加强和商品交换关系的发展引起的。同时，他们原有的社会发展不平衡也更明显了。至中华人民共和国成立以前，居镇康、永德、腾冲、昌宁、景东等地的佤族，因受当地主要居民汉族影响较深，已与当地汉族一样属于封建地主经济了。居阿佤山边缘区的孟连、澜沧、双江、耿马和沧源大部分佤族，因受傣族影响较深和受傣族土司某种程度的统治，基本上属于封建领主经济。阿佤山中心地区的西盟及沧源部分佤族，则较多地保持着本民族发展的特点，处于原始社会末期或从原始社会向阶级社会过渡的阶段。当时，西盟佤族的社会特

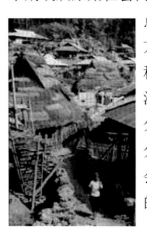

点，农业是主要经济部门，以种旱谷为主。耕作方法处于从"刀耕火种"向"挖犁撒种"的演变过程中。社会组织是原始的农村公社和部落，从经济关系上看，村社成员之间已发生了贫富和阶级分化，并存在着占总人口约4%的奴隶。但据阶级分化的程度和阶级关系却还没有最后形成阶级社会，奴隶占有关系也是一种在原始社会母体中孕育的家长奴隶制。

新中国成立后，佤族人民获得了新生。1954年6月成立了孟连傣族拉祜族佤族自治县，1955年10月成立了耿马傣族佤族自治县，1964年2月成立了沧源佤族自治县，1965年3月成立了西盟佤族自治县，保障了他们的民族平等和当家作主的权利。

建国 60 多年来，佤族人民经过开发和建设，各项事业都取得了很大的成绩。他们通过治山治水，大力修筑水田，改变原始耕作方法，使农业生产迅速发展，粮食产量大幅度增加。过去完全没有工业的阿佤山区，现在已建立起了水电站、拖拉机站和农具、冶铁、食品加工等地方工业，交通运输、商业、文教、卫生事业也有了十分明显的变化。新中国成立前，阿佤山区的学校极少，现在仅沧源一县就有中、小学近 200 所。佤族人民已有了自己的第一代大学生。在阿佤山区各县都建立了县医院等卫生医疗机构，各乡、镇也都有了卫生院、村卫生室等卫生医疗机构，佤族民间医生也发挥自己的补充作用，利用自己的医术为民服务，有效地保障了人民的身体健康。

（三）佤族的历史、宗教文化及风俗习惯

1. 佤族的历史

佤族是中国云南省的古老民族之一，是云南省的土著民族之一。佤族在其漫长的历史发展进程中，由于受其独特的传统文化习俗及落后的社会生产力的影响，千百年来一直处于封闭状态。有关古代佤族社会的活动情况，今天只能从佤族民间流传的神话传说和社会历史调查的结果以及汉文历史文献记载中寻求。汉语文献中有关佤族史事的记录，始见于春秋战国时期。先秦时，我国西南地区生活着一支"濮"部落。这个"濮"部落后经发展演变，成为"百濮"，成为"百夷"，最终成为我国西南地区各少数民族的先祖。所以佤族是"濮人"的后代。

民国期间，佤族聚居区属澜沧县，辖今天普洱市的澜沧、西盟、孟连、临沧市的沧源、双江、耿马一带。

公元前 109 年（汉武帝元封二年），汉武帝置益州郡，辖境达今

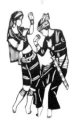

高黎贡山以东的广大地区。当时分布在澜沧江以西的佤、布朗、德昂等族的先民，已在汉朝的统属之下。公元69年（东汉永平十二年），置永昌郡，辖区包括今临沧、思茅地区（今天的普洱市）和德宏、西双版纳两自治州的佤族分布区。此后，经魏晋南北朝，中原王朝均沿东汉建置，设立永昌郡。唐代，佤族先民受南诏统治。宋代，佤族分布区的北部属大理政权的永昌府管辖。元朝，佤族居住地区属于云南兴盛的镇康路和孟顶路军民总管府。明朝设立孟连长官司。再有佤族分布的其他地区有设置了镇康御夷州和孟定御夷府，后又将孟定御夷府分置耿马宣抚司，也称孟定府。清代前期沿明制而略有变更。至光绪十三年（1887）设镇边直隶厅，辖孟连、西盟、澜沧、沧源等地。中华民国时期，沧源、耿马置设治局，镇康、双江、澜沧（包括孟连和西盟）均改为县。

2. 佤族的族称来源

所有的佤族都承认他们的祖先是从一个叫"司岗"的地方出来的，"司岗"佤族语意为山洞。通常佤族在提到"司岗"时要在后面加上"里"，"里"佤语意为走出。司岗里现在西盟县西边缅甸联邦国境内的巴格岱山上。

关于佤族先民的族称与分布：汉晋间统称中国孟高棉语族各民族为"濮"，主要分布于澜沧江及红河以西广大地区，与壮、傣等族先民交错杂处。唐、宋时期，澜沧江以西的"望蛮""朴子蛮""赤口濮""黑焚濮"都是佤崩龙语支各族的族称。元代的"蒲蛮"分"生蒲"（或称"野蒲"）和"熟蒲"。"生蒲"在

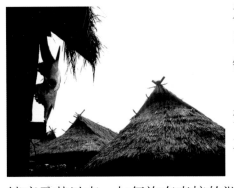

镇康及其以南，与佤族有直接的渊源关系。

佤族自称阿佤、阿卧、阿佤尔、勒佤卧、勒佤、拉弗、布饶等。

元、明两代，大量汉族居民移居滇西。与此同时，以今西双版纳和德宏为中心的傣族也日益强大起来。汉、傣以及其他民族的迁徙，一方面使佤族的居住区逐渐地集中到阿佤山区，另一方面佤族也进一步和其他民族杂居共处。明清文献中对怒江和澜沧江流域的居民，有很多不同的族称，其中"嘎喇""古喇""喇喇""哈瓦""卡喇瓦""哈喇枉"和"卡佤"等就是对佤族的称呼。关于唐以前佤族的情况，历史记载不详，主要原因之一就是从西汉至唐初，对于滇西与佤族居住在同一地区、在语言上有着密切关系的崩龙、布朗，经常概括于同一名称之下，被视为同一族体。

3. 佤族的宗教

（1）佤族的宗教

解放前，佤族社会和宗教的管理者主要是：窝郎、头人、魔巴、珠米、头人会议以及群众大会。窝郎是佤族的决策者，头人是佤族寨子的管理者，而魔巴是佤族社会的精神领导。

佤族信奉的宗教主要有：集自然崇拜、精灵崇拜和祖先崇拜三位一体的原始宗教。后来由于佛教（小乘佛教）和基督教（传教士）的进入，一部分佤族也信佛教（小乘佛教）和基督教。

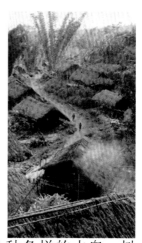

新中国成立前，佤族的宗教信仰是原始的自然崇拜，相信万物有灵，认为所有山川、河流和一切不理解的自然现象都有精灵，会给人们带来祸福。佤族最崇拜的是人类最高主宰"木依吉"，他的五个儿子是分别掌管开天、辟地、打雷、地震的神和佤族的祖先。除此之外，还有各种各样的水鬼、树鬼等等。部分佤族地区信仰大乘佛教、小乘佛教和耶稣教，它是近一二百年出现的宗教形式。

佤族认为，世界上的鬼神很多，鬼神无所不在，无所不包容。鬼

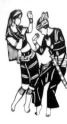

神世界也和人世一样，存在着七情六欲，必须吃、喝、穿、住和生产。各种鬼神按其功能分为大鬼和小鬼。大鬼和小鬼没有统属关系，各自独立司职一方，因而世界是由各种鬼神主宰的，人们不论做什么事都要敬告鬼神，保佑他们消灾避邪，人丁兴旺，粮食丰收，部落发展唯有借助鬼神的力量才能实现。因此，佤族的宗教活动极其频繁，所耗费在上面的时间、财物、人力也是十分巨大的。

佤族认为，万物是大鬼"木依吉"创造的。它创造了生命，掌握着万物生杀予夺的大权，对各种动植物赋予不同的功能。佤族的许多活动，如拉木鼓、作鬼、供人头、剽牛等都是为了供奉木依吉。佤族人人供奉的都是木依吉神。敲木鼓是向木依吉发出邀请的信号，跳歌是为了颂扬、娱乐木依吉；若是触怒了木依吉，会使粮食歉收，寨子遭水冲毁。

"阿依俄"神是佤族的家神，地位仅次于木依吉。佤族人家一般都把阿依俄神的神位立在鬼火塘旁，主火塘对壁的显著位置。佤族做阿依俄鬼神即是接家神。做阿依俄神时，各姓氏都使用自己的咒语，做鬼的程序也有不同。佤族遇有生育、死亡、婚娶、盖房子、收养子等到大事，都要禀告阿依俄，祈求保佑。

佤族对"莫昂"（灵魂）也很崇拜。他们认为，人死后会变成昆虫，这种昆虫是无影无踪的，它随时都在保护家庭，故"莫昂"的牌位也被供奉在主火塘旁的墙壁上。

佤族对燕子、豹子等飞禽猛兽也很崇拜。燕子象征着勤劳和繁荣。老虎、豹子是兽中之王，是天神的使者。猎获鹿子马鹿不算有本事，打到虎豹才算是好猎手，是真正的英雄，打到虎豹才能唱猎歌。

佤族认为万物都是有灵的，对每一件事情都用神秘莫测的观念去解释。因而，他们所遇到的所有的一切都是有灵的东西。除了崇拜木依吉、阿依俄和莫昂等到大神外，佤族崇拜的对象还有木依吉的儿子各拉日姆（地震神）、普邦（雷电神）、达利吉（避地之神）、达路安（开天之神）、克里托（古代佤族领袖）。此外还有许多与生产生活、生死疾病有关的神灵，如水鬼阿勇，风鬼达乌，火鬼达瓦，树鬼枪秃；住在木鼓房、司谷子的师抠布，附在野茶上的埔阴买母，附在姜土的埔雨，附在钱财上的批，附在辣椒上的布瑞，附在盐上的坡，附在芭蕉叶上的拉，住在树上，会使人皮肤发痒的阿端；使人耳痛的深水鬼阿如戈；住在藤子上专门刺人的么阿布；使人肋骨疼，头脑发胀的吉柚；使人耳聋的格明；使人抽筋的哈；使人肚子胀大的宠；使人肚子痛的阿吉姆；使人发疟疾的格郎；使人患麻风病的格软等等。佤族认为神灵不仅存在于动、植物中间，而且人的生与死也有不同的神灵显现。死人有莫昂佐佑，活人有"颇"附身。贯穿于上述自然崇拜、精灵崇拜和对祖先崇拜的一系列活动，构成了佤族宗教信仰的基本核心。其中，佤族村寨全寨性的宗教活动有做水鬼、拉木鼓、吹牛尾巴、盖大房子和猎头祭谷等。

（2）佤族的祭祀

拉木鼓：木鼓是佤族的吉祥物，是佤族中心地区村寨的标志，中心佤族村寨，各姓人都有自己的木鼓房。每个木鼓房放一公一母两个木鼓。木鼓房除了摆放木鼓，还供放人头。木鼓平时不得随意敲边鼓，只有在做大鬼活动或紧急的情况下（如寨子失火，血族复仇）才能敲。旧时，木鼓不是乐器，而是人与神之间求应的媒介，是佤族最崇拜的神物。据说，从佤族传说中的"佤族从司岗里出来，女子

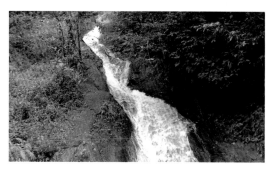

比男子先懂得道理，我们听女子的话，男子后来才懂得道理，女子先是领导男子……女子后来不想做领导（首领），就传位给格雷诺（第一个男性首领）"来做领导（首领），这时男子有不会的事仍要部女子。整个过程女子共持续领导了三十个年代，男子才领导了二十个

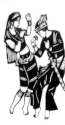

年代"。从这个传说分析，木鼓产生于母系氏族阶段。今天保留的木鼓，明显地保存着母系氏族崇拜的痕迹。后来，木鼓由父系氏族所继承，并逐渐演变成今天共同的标志之一。砍木鼓是全寨性的活动，要杀猪、剽牛，煮饭给全寨人吃。

猎祭人头（猎人头祭谷）：佤族按照惯例，砍木鼓之后就要猎人头来祭，他们认为只有猎祭人头诸神才会使地方平安，保佑粮食丰收。据说佤族拉了木鼓之后，即开始猎头祭谷。每年砍头集中在撒种和秋收之前。砍头的对象多半是有血仇的外寨人，过往的旅商和买来的活人，也有砍死人头的。砍头是有计划的活动。人头未猎取之前，寨人忌外出生产。人头砍来之后，首先供在猎获者家里，然后分别轮流各户供奉。但供到第九家后，必须将头放到木鼓房。各户接受供头时，要剽牛杀猪。在供头期间，寨人像过节一样载歌载舞，连续狂欢几天。

祭虎豹：佤族认为，老虎、豹子是兽中之王，是天神的使者。猎获麂子、马鹿不算有本事，打到虎豹才算是好猎手，是真正的英雄，打到虎豹才能唱猎歌。

叫魂：佤族认为万物有灵魂，魂在物才在，魂亡物亦随之而亡。人一旦跌倒、受伤、受惊，灵魂会受惊游离人体，这样人应付生病体弱，这时就要请魔巴为他做鬼叫魂。

"朵巴阿"："朵巴阿"是一种送腿子肉，认、拜祖先的礼仪。

4. 佤族的文化

（1）佤族文字

佤族的口头文学丰富多彩，千姿百态，涉及到人类的诞生、万物的生存，婚丧礼俗，生产生活等众多的方面，是我国少数民族文学艺术中的独具一格的奇葩。口头传说包括神话、传说、故事、诗歌以及谜语、格言等内容，其中，以动物或动物与人为主人翁题材的故事尤为丰富，喻意深刻，常有芬芳的山地文化的特色。

沧源地区自 1965 年以来发现的崖画群，虽然尚不能肯定出自佤族先民之手，但它的内容与佤族的历史习俗关系密切。崖画共有 10 处，集中分布在勐省河流域的半山区，方圆数十里。崖画中的一幅村落图，与阿佤山中心地区 20 世纪 50 年代村寨的结构与分布相似，大约有 3000 年左右的历史。

佤族使用的佤语，属南亚语系孟高棉语族佤语支，分为巴饶克、阿佤、佤三种方言，每种方言又分若干土语。

佤族历史上没有文字，民国时期，佤族曾使用一种俗称"撒拉文"的文字，它是 1933 ~ 1934 年英国传教士永文生父子在阿佤山传教时设制的一种拼音文字。这套文字缺乏科学性，不能准确地拼写佤语，未能在佤族地区全面推广。解放后的 1956 年，党和人民政府设制了一套以布饶方言为基础方言，以岩帅语言为标准音，以拉丁字母为基础的拼音文字，称"新佤语"，并在各佤族聚居地推广使用。

（2）佤族历法

佤历是佤族文化的一个组成部分，其起源与运用为时久远。在佤族中心地区，盛行一种独特的以月亮和木星之间运行关系作为参照系数的历法，这种历法至今没有科学的称谓，有人称为"星月历"。这样一来的佤历 1 个月为 30 天，12 个月为 1 年，1 年合 365 天，由于受天体或气候影响，仅用肉眼很难准确地判断出

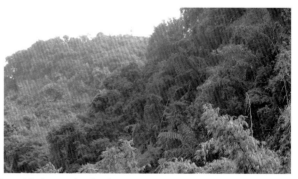

月亮和木星之间的运行关系，故佤历中常有闰月出现，大约 5~6 年便出现 1 个闰月，在闰月年中有 13 个月。

（3）佤族的语言文学

佤族在解放前没有自己的文字，与其他兄弟民族一样，在历史发

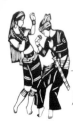

展的长河中，形成了独具风格的口头文学。佤族文学的传播者多为"魔巴"，从而形成了佤族文学与宗教紧密相连的状况。

民间故事和诗歌：在历史的长河中，佤族人民通过亲身的劳动实践，经过几代人的流传、加工、提炼形成了包括神话、传说、故事、寓言、格言、谚语、童话、诗歌、叙事诗、抒情诗、民谣等文学体裁的综合性文学体系，在众多的口头文学作品中，尤以"司岗里"和"三木落"等最为有名。"司岗里"所表达的史实，已远远超出了文学的范畴，成为研究佤族社会历史的佐证史料。在脍炙人口的"三木落"长诗中，成功地塑造一个佤族青年英雄"三木落"的艺术形象。

雕刻绘画：有自己的特色，其中沧源的崖画初步鉴定属新石器时代晚期的文化遗产，主要反映古人狩猎、放牧、村落、战争、舞蹈杂技以及宗教祭祀活动等。

其他的还有：印染编织、音乐（乐器）舞蹈、对数字的观念、对生产节令的推算、度量衡的认识、对疾病的认识、法令法规等等。反映了佤族人民与自然作斗争以及改造自然过程中，对自然等的认识。这些都是佤族人民生产、生活等情况的缩影。

5. 佤族的风俗习惯

（1）佤族的风俗习惯

历史上的佤族，男人头缠黑布，身穿黑色短衣和宽口短筒大裆

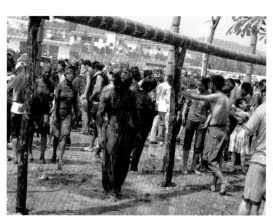

裤。亦有用红、白布做的包头，用红布者多为窝朗、魔巴或是猎头数多者。典型的佤族男子上着短衣，下穿大裆裤，肩挎青布花挂包，身佩长刀，携带弓弩。女着掼头衣（披肩或无领短衣）和长及膝部横条花短裙，留长发、不梳辫子，

头戴银箍或藤圈。饰物有项圈、项链、手镯、腰箍和脚箍等，大部分为银制品或竹藤制品，或涂上天然色料，或取决于自然的色彩，几乎为男女老少所共同喜爱。随着社会的发展，佤族的服饰也开始有了变化，出现了长裙、筒裙以及一些较为有时代感的衣着和装饰，但佤族聚居的地区仍然保持着传统的民族特色，且大多数衣服的原料是自种的棉麻，经过自纺自织成布，按其传统的方式加工制作的，织出的图案像孔雀、白鹇等羽翎，有的像灵猫、鲮鲤等毛皮的图案。

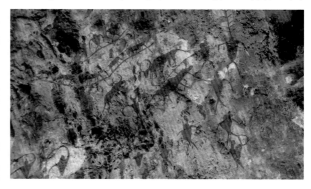

佤族主食为大米、苞谷、荞麦、小红米、黄豆、山薯、野菜。肉食主要是牛、猪、鸡及猎获的麂子、马鹿、野猪、豹子、野鸡、山雀、老鼠、蚁虫蛹等。西盟地区的佤族都喜把菜、盐、米一锅煮成较稠的烂饭。其他地区的佤族则多吃干饭。农忙时日食三餐，平时吃二餐。老鼠稀饭、鸡肉粥、牛苦肠、狗香肠等菜肴是佤族具有独特风味的美味佳肴，如茶花稀饭是家常食品的上品。旱稻多用木难现吃现舂，男女老幼皆食辣椒，民间有"无辣子吃不饱"之说。佤族的肉食主要来源于家庭饲养，有猪、牛、鸡。此外也有捕食鼠和昆虫的习惯。捕到鼠后，先用火把毛燎光，除去内脏，洗净，当成肉一样与大米煮成稀饭食用。也有的用火塘中的炭火把鼠肉烘干，制成鼠肉干巴储存，随吃随取。所猎取的鼠类有竹鼠、松鼠和田鼠。一些地区的佤族还有捕食昆虫的习惯，根据季节和气候变化的特点，更替食用竹蛹，寄生于草木植物的红毛虫、扫把虫和寄生于冬瓜树的冬瓜虫等十余种。一般把可食的昆虫与米一起煮成粥，加菜、盐，拌辣椒，香辣可口。佤族养蜂比较普遍，但养蜂方法十分特别：先用一段掏空的圆木，两头封口，留出数个小孔，供野蜂进出，放在森林或屋椽下，使其繁殖酿蜜，每年割二三次，与其中蜂

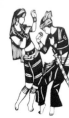

蛹一起食用。佤族普遍喜饮酒，喝苦茶。所饮用的酒都是自家酿制的"泡水酒"。泡水酒的制作方法简单，多以小米、高粱或红薯、芭蕉芋切片炒干或碾罐或大竹筒内封存少则7～8天，多则几个月（时间越久越醇）。需饮时，把酒罐揭开兑入山泉水，滤去渣后即可饮用。泡水酒含微量酒精、酵母，可以帮助消化，常饮泡水酒不但于身体无害，反而有益健康。近几十年佤族才开始饮用烧白酒。除饮酒之外，佤族更爱喝苦茶。喝苦茶要选用大叶粗茶，放入茶缸或砂罐里在火塘上先炒糊（焦），然后放入开水慢慢熬，直到把茶煮透，并使茶水变稠才开始饮用，称为苦茶。有的苦茶熬得很浓，几乎成了茶膏。苦茶虽然味苦，但喝后有清凉之感，对于外在气候炎热地区的佤族，具有神奇的解渴作用。嚼槟榔是佤族男女老少普遍的嗜好，平时劳动休息或闲谈，口中都嚼一块槟榔。所嚼槟榔都是用麻栎叶和石灰煮成的代用品，据称嚼槟榔有健齿作用。佤族习惯在吃饭时全家围着火塘，主妇把饭盛到木碗里，分给所有的成员，一般按各人饭量一次分完，如有外人在场也可分一份。

佤族过去普遍信奉万物有灵原始宗教，有部分地区的佤族信奉佛教，差不多所有节日都伴有祭祀活动。传统的祭祀活动除杀鸡和杀猪外，还要进行特有的剽牛。如：播种节（佤历气艾月，公历3月）全寨人聚居在一起进行剽牛，剽牛仪式由捐牛的主人主持。届时由主人持长柄铁剽刺进牛的心脏使其致死，而后把牛肉均分到客户祭祖。牛骨归主人，牛头骨被视为富有的标志。祭祖仪式后，全家吃午餐，开始播种旱谷。"崩南尼"是辞旧迎新的年节，要选在佤历（候历属）一年最后一月的祭亥日。当夜四更，全寨的头人、青壮年男子，都要聚集到寨王家，并凑钱买猪、鸡各一只宰杀，

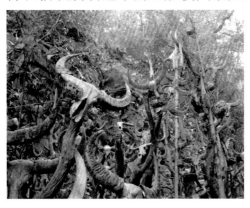

各家用小篾桌端去一盆糯米饭、一块粑粑等给寨王拜年，祭神灵和祖先。后互赠粑粑，互相祝贺。天亮时祭神树，并开始打猎、捞鱼虾，以求新的一年里交下好运。其他节日如接新水节、取新火、拉木鼓等活动，都要杀鸡、杀猪祭祀。其中拉木鼓的祭祀规模较大，整个过程要十余天，需一到数家剽牛祭祀，全家一起置酒庆贺。拉木鼓前后不得吃姜，还能用芭蕉叶盛饭，还能使用碗筷等。佤族豪爽好客，迎接尊贵的客人以酒当先，认为无酒不成礼。佤族待客敬酒习俗多样。其一是敬酒主人首先自饮一口，以打消客人的各种戒意，然后依次递给客人饮。敬给客人的酒，客人一定要喝，而且要尽力喝干，以表示心地坦诚，否则被认为对主人不敬；另一种形式是主客均蹲在地上，主人用右手把酒递给客人，客人用右手接过后先倒在地上一点或右手把酒弹在地上一点，意为敬祖。然后主人和客人一起喝干。佤族民间有不知心、不善良者不敬酒的习惯。每逢儿子出门、客人离去，主人还要打"送亲礼"。即给亲人或客人敬酒，届时主人用葫芦（盛酒器）盛满酒，先喝一口，然后送到客人或远离的亲人嘴边，客人需要喝到葫芦见底，以表示亲情、友谊永远不忘。

佤族的村寨多建在山腰或小山巅。在西盟地区有的村寨已有数百年的历史，聚成了数百户的大寨。佤族喜欢住竹楼，部分改住土坯平屋，这是后来改变的新的住宅形式。竹楼可分为上下两层，上层住人，下层关牲畜。房内陈设简单而明快，必不可少的是一个供人使用的四季不灭的火塘和一个供祭祀之用的火塘或供祭祀与牲畜饲料加热的火塘。在铁锅传入之前，佤族多用竹筒煮饭。吃饭时，由主妇按人数分食，一次平均分完。喜欢嚼槟榔、喝酒，有"无酒不成礼，说话不算数"的说法。水酒用小红米发酵后制成，多盛于大竹筒内，插入细竹管吮吸。佤族人也有饮浓茶的习俗，而喜食辣椒是男女老少的共同嗜好。

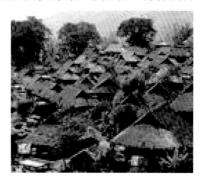

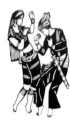

佤族的家庭形式为一夫一妻制的小家庭，财产多由幼子继承，女儿没有继承权。佤族命名时用逆式父子连名制，由自己上溯祖先。佤族所有家族向上推算出的最早一代的名字都叫"司岗"，意为葫芦或石洞，是对母权的崇拜。男女在婚前可以自由交往，称为"串姑娘"，青年男女三五成群聚在一处，对唱情歌，并用赠给槟榔、菸草表示定情。但是，缔结婚姻须由父母做主，男方要交几条牛的聘金，称为"奶母钱"和"买姑娘钱"。有时父母一方不同意，则双方逃婚，父母也不追究。过去佤族曾流行姑舅表婚，现已有较大的改变。

佤族实行土葬薄葬，村寨有共同的墓地。有些地区则保留将亡人葬于竹楼下或竹楼附近的习俗。

佤族成年人病死后，家人即鸣枪或敲锣向寨人报丧。在外死的或小孩死不报丧。成人死要请魔巴杀鸡看卦择葬日，不论病亡、凶死，一律实行土葬。旧时，经济条件好的可以用棺材装殓，所谓的棺材是用一整段的刺桐花树挖槽而成，也有用木板做成箱形的，棺材都是现砍现用。经济条件差的用竹篾席卷埋。

佤族人的禁忌甚多。历史上，禁忌与陋习是阻碍佤族人生产力发展的重要因素之一。

（2）佤族的节日

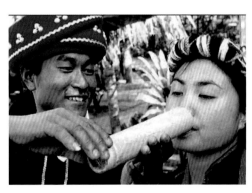

佤族青年向姑娘敬竹筒水酒，祝贺春节。敬竹筒酒是佤族的古老习俗，每逢过年，佤族男女都要互敬竹筒水酒，相互祝福。

佤族的节日活动与宗教活动紧密相连，传统节日有拉木鼓节（佤族称"究克洛"）、迎新水节（佤族称"哟黑拉翁"）、砍牛尾巴节和春节。1990年，经云南省第七届人民代表大会常务委员会第十三次会议批准，规定每年农历八月十四日为佤族的新米节。

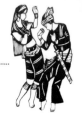

春节：佤族过春节，也是受其他民族的影响。有的地方由于信奉基督教和小乘佛教就不过春节。春节佤语叫"卧"，它是佤族最欢乐、最高兴的节日。云南省沧源县佤族的春节，时间与汉族春节相同。

当地佤族人将春节称为"三木我"，意为一年中的第三节日。佤族过春节是别有一番情趣的。节日前的几个月，家家户户都要准备一些好吃的东西，配制水酒。大人小孩染织或者买一套节日穿的服装。房子在过节前修缮，砍足一年烧用的柴禾。临近节日了，妇女割草准备马料。节前几天，男子要修水沟，迎新水，妇女则打扫村寨，房前屋后，里里外外都要打扫得干干净净。大年二十九，在村寨中间的舞场上栽一棵松树。在春节祝辞里，首句说到"花桃树叶发了，松树叶茂了，凶恶随着旧岁去，吉祥伴着新年来"。形象地描述了春天的美好景色，以及乡亲们的真诚愿望。在舞场上栽松树是过春节的标记。

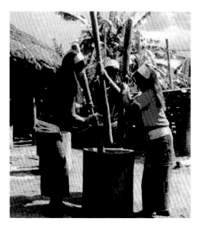

大年三十，家家户户早早就起来舂糯米粑粑。舂糯米粑粑一般是妇女的事。先将糯米泡好再蒸熟，然后倒入舂臼里用舂杆舂细。在簸箕上洒点芝麻，将舂细的饭捏成一砣，揉搓成小圆球，再在簸箕上一按，就成了一小块一小块月亮形的粑粑了。要过春节了，每家都要准备两三坛水酒。春节期间请本寨德高望重的老人来家里醑酒祝辞。其祝酒辞的大意是祝愿大家在新的一年里平安，六畜兴旺，五谷丰登，吉祥如意。

大年初一清早，头人就派人鸣枪放炮，宣布新的一年到来。这时各家各户都起来接新年的"新水"。大年初一是戒忌日，佤语叫"斤"，近乎"戒忌"之意。"斤"这一天，家家户户除吃饭之外，不能干什么活，也不能出寨门，外人也不宜入户，大家只能在家安闲。这天，姑娘、媳妇可以在家晾晒新衣服，洗澡束妆，男人可以理发修容。大家认为，新年来了，要把身上的一切污秽和疾病洗刷干净，

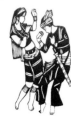

要干干净净地跨入新年，在新的一年里才能体魄健壮、万事如意。

大年初二清早，大伙头家就响起了隆隆的炮声，敬告大家，今天亲朋好友要相互拜年，新姑爷必须到岳父母家拜年。各家各户起得特别早，穿上新衣新鞋，携带一些礼物到父母家、岳父母家拜年。有的忙备家宴，佤族拜年通常是逐家挨户拜一下，备有家宴的吃上一点，未备家宴的喝上两杯水酒就行了。这一天大家特别高兴，心情也十分舒畅，有说有笑，整个村寨显得十分热闹。从大年初二开始，就要"考敖窝"，即跳春节舞，也叫打歌。一般说来，只有过春节才能打歌。打歌习惯于下午4点左右开始，直至深夜。大凡佤族村寨中心都有一块场地，这是公众娱乐场所，任何人都不能占用。过去，这场地中心，往往栽有一棵"丫"字形的木桩，佤语叫"考司岗"，直译司岗桩，这棵木桩近乎寨桩，打歌时就围绕着这棵"考司岗"转。"考司岗"（有时也称"考敖窝"）有些礼俗，不是想跳就跳，也不是哪个想主

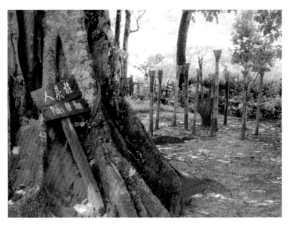

办就主办，一般是头人家主办。除此，是所谓没有福气的人家（不会生育的人家）或者有生育能力而娃娃不曾活着的人家。这种人家若是要主办，必须经过头人的同意。一旦同意了，就要连续主办三年，意为让大家践踏他的晦气。过去一个寨子过年时打歌要打三至五天。拜这天是大头人家主办，第二天是二头人家主办，第三天是普通人家主办。有些年份要打5天。佤族过年一般是7天，少者5天，多者会过到11天才结束。

主办"考司岗（敖窝）"的人家要拿着粑粑、水酒等作为礼仪，敬请一位老芦笙手吹奏，另外还要请两三位芦笙手作为副手，以便顶替。除此，还要邀请三五个能歌善舞的中、老年妇女，组成主办人家

的舞队。他们代表主办人家，起着引导、牵头的作用。主办人家要盛一箩筐谷子，谷子上面放上一串芭蕉、一包茶叶、两节甘蔗、两块糯米粑粑、还有两元钱，主奏手的芦笙也放在上面。一切准备完毕了，就吃饭喝酒，然后于下午4时左右，老头人就抬起那箩谷子站起来，向大家宣布"考司岗（敖窝）"开始，主奏手先在主办人家里吹响芦笙，并围绕主人家一棵柱子跳上几圈，然后边吹边从屋里走出来，这时，鸣炮人在主办人家附近鸣放三响火炮，为舞队开道，向乡亲们宣布"考敖窝"即将开始。舞队随着芦笙的节奏，沿着大路，边走边跳到舞场。舞场中心栽有一棵松树，树下置着一张桌子，老头人将谷箩放在桌上，舞队便随着主奏手的节奏围绕着那棵松树转，几个男子跟随在主奏手的后面打转，大家手牵手围成大圆圈打歌。打歌时由一人领头，大家随声高呼。其意思是"好热闹呀多快乐，大家快快来打歌，（果子）不采不摘它自落，（谁）不唱不跳心难过"等等。妇女、姑娘们手拉手，将男子围在圈内。舞场上穿红戴绿的男女老幼，踏着芦笙的节奏翩翩起舞。高呼声此起彼落，达到人声鼎沸、尘土飞扬的盛况。

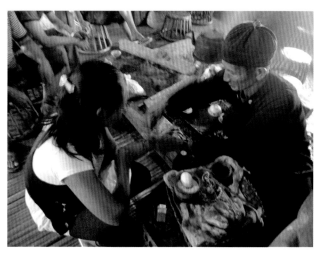

　　大约6点左右，鸣炮人在舞场边上又放响火炮，宣布"考敖窝"收场了。这时主办人家的舞队便单独分出来，头人又拾起那箩谷子，又一次围绕"考司岗"跳数圈，然后慢慢地边跳边走出舞圈，朝着主办人家的方向跳回去，而村民仍在舞场上秩序井然地继续跳舞。这时候，领舞者有吹芦笙的，有吹奏笛子的，舞场上更是热闹，场上的气氛更加热烈，人们似乎将一年中的激情和快乐，在这一刻中统统释放

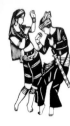

出来。就这样，一直跳到深夜才散去。舞队回到主办人家，头人替主办人家向主奏手致谢，并将那箩谷子及其他东西，送给请来的那位芦笙手作为酬谢。然后，照例地又吃一些东西，喝一些水酒，这时大家就在主办家唱"宗呷"（直译为"吟唱调"）。佤族有传统的春节歌词，也有即兴创作的歌词，你唱一段我接一段，大家争先恐后，人人都想用歌来抒怀。"考敖窝"是佤族人民在过春节时举行的一种集体娱乐活动，其规模是隆重的，男女老少都参加，并且人们还赋予它一定的含义。过年时每家每户都要"考敖窝"，说是每户都有"考敖窝"的份。若是别家都"考敖窝"，而你家不"考敖窝"，来年你家的旱谷地里杂草就多。若是你拿出干劲来"考敖窝"，来年你地里的草就少，谷穗就会沉甸甸，粮食就会丰收。过去，一年中只过一次年，一年中也只"考敖窝"一次，过了春节后就不再吹芦笙。若是播种后再吹芦笙，种子发芽不好。不过，现在这个变了，凡逢年过节，有庆贺之事，都要改起芦笙打起歌。

插（播）种节：又称"惹岛"节。在山峦重叠的阿佤山上，每当春耕季节，勤劳的佤族人民便忙着耙田耕地，准备插种稻谷，同时举行饶有风趣的插种节。插种节当天，大家要修筑好村中的道路，各家房屋内外打扫干净，青壮年自动组成几个小组，有的上山去狩猎，有的在河边捕鱼。打得的猎物和捕到的鱼，煮成稀饭，大家共享。如果猎手们打到大的马鹿、野猪等返寨时，人们都到寨门去迎接，唱起猎歌。"惹岛"节有全寨性活动和各户单独活动两种形式。全寨性的活动，要在寨中广场上剽牛一头，然后将牛肉切成块，按户各分一块；各家独过"惹岛"节时，每家主妇要到自己的田地里，做些象征性的插种动作。傍晚，全寨男女老幼聚集在通红的火塘边，饮酒唱祝福的歌。领唱者必须是年长者或者德高望重的老歌手。

新米节：在每年农历的七至八月，要分别过两次"新米节"。七月，早稻开始成熟，过第一次"新米节"，佤语叫"朋奥"或"波奥"。

八月，稻谷大量成熟，第二次过"新米节"，它又被称"吃新米"，佤语叫"朋挺"或叫"奥瓦"。"新米节"这一天，主人早起准备好过节的鸡、猪、牛肉，然后背背箩上稻谷地采新谷。路途中，注意聆听动物的叫声，如中途听到麂子或角布落（鸟）的叫声，就认为不吉利，马上返家将过节的日子往后推。若无异常，继续上路。

采来的谷物献在神台前，用手把谷穗搓出谷粒，用铁锅炒干，舂出新米，撒些盐巴献在神台片刻后煮成饭，再舀出来放上鸡、猪、牛肉，撒上盐巴，献在神台上，请魔巴念咒语，意思是报请祖宗的亡灵回来吃新，保佑家人平安。若无魔巴在场，主人就对着神台"啪"地咋一下嘴，表示祖宗已经来吃过饭。敬过神的新米饭，一定要让魔巴和家里的老人先吃，这是家祭的规矩。举行家祭期间，不许外人进家门。主人让自家小孩在门外"放哨"。如遇外人找，小孩就婉言拒绝进屋。祭礼仪式结束后，主人把门打开，把自家过"新米节"的消息向全寨人公开，邀请寨里人过"新米节"。络绎不绝的客人带着礼物来祝贺，热烈欢度"新米节"。

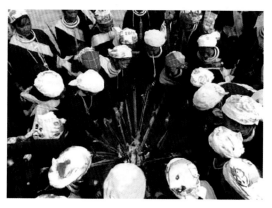

佤族妇女在取新火。在一年一度的"取新火节"上，佤族人都将旧火熄灭，然后由德高望重的老人用古老的钻木取火的形式燃起新火，寨子里的每家每户都要到造新火的地点取新火，拿回家重新燃起，预示新的一年吉祥安康。

年节：主要分布在云南省西南各县的佤族（35.1974 万人），1950 年前部分地区还保留原始公社制残余，以刻木、结绳记事，用实物传情达意。他们根据农业生产经验和对自然现象的观察，将一年分为格瑞月、固入安月、耐月、气艾月、阿木月、倍月、嘎扫月、格拉月、阿配月、阿代依月、高哈其月、高哈闹月等 12 个月。以格瑞月为首月，每月分 30 天，第一天称"豪格凯"，即一月之初或上升之意，第 30 天称"凯勒赫"，即月末、降落之意。另有九天记日制，以九

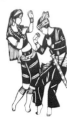

天为一周循环计日。部分地区将一个月分为三个"得歪",每个"得歪"有10天。沧源一带的佤族以一年最后一个月的癸亥日为"崩南尼"(佤语,意为佤族春节)。在太阳落山时,所有寨外的人畜都要回家,准备迎接新年的到来。各家要泡糯米,蒸熟后舂成粑粑。并将新年贡饭送到寨王家中,待寨王与头人诵经念咒,鸣土炮12响后,男人们齐集寨王家共食"南尼饭"。饭后回家向父母、长辈敬拜,并用糯米饭喂耕牛、骡马。天明后,将全寨枪弩武器集中在寨外祭山神地

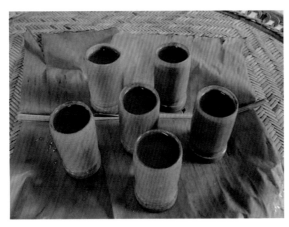

灵的大树下,并用笋壳剪一山鹿形象,头人提白公鸡一只绕武器念咒、杀鸡后将鸡血滴在鹿像和武器上,祈祷来年武器不伤好人和主人,只对坏人、恶兽百发百中。仪式结束后,将鹿像置于前方,进行射鹿比赛。优胜者在以后的狩猎活动中,可担任重要职务。人们互赠芭蕉、粑粑、甘蔗、歌舞欢庆,用充满山区狩猎风情的活动欢度新年。

"勒萨"节:"勒萨"节是腊家人(佤族支系)的传统节日,类似汉族的春节。节日来临之前,村里修桥补路,家家打扫卫生,户户准备好米酒,以及最新最美的头饰、筒帕、筒裙以及芦笙、竹笛、三弦等乐器,以备过年。

除夕之夜,佤族人吃过饭后,男女老幼穿上节日盛装,备好节日礼物,在家等候着芒锣、礼炮的信号。当寨里德高望重的长老手棒芦笙进入寨中的舞场时,鼓乐、礼炮齐鸣,这时整装待发的人们,从山间小道涌入舞场。场的中心立一根数丈长的竹竿,杆上用红线拴着糯米粑、黄果等礼物。杆旁燃着篝火,当领舞的长老的芦笙吹响,人们以他为中心,踏着芒锣、铜鼓、芦笙的节奏,边歌边舞。大家舞兴正

浓时，齐声喊叫"嗯哎哈，哎嗯哎哈"（加油跳呀加油跳），并不时鸣放礼炮。歌舞会通宵达旦，炮声彻夜不停。整个寨子充满节日的欢乐气氛。男女青年更是利用这个机会，寻找知音，播下爱情的种子。

木鼓节：佤历"格瑞月"（相当于公历12月）是佤族过去举行全寨性拉木鼓活动的时节。节日头一天，头人和"魔巴"（祭司）带人乘黑夜赶到事先选好的高大红毛树下，举行祭祀（献祭、驱鬼、念咒祈祷）后，"魔巴"挥斧砍几下，然后由其他人连夜把树砍倒，捡三个石头放在树桩上，意为给树鬼的买树钱。再按所需木鼓尺寸截断树干，凿出鼓耳，系上藤条。第二天清晨，全寨男人老幼身穿盛装，上山拉木鼓。"魔巴"右手举树枝，领唱"拉木鼓"歌，指挥众人协调动作。人们在木鼓经过的地面撒泼水酒，拉木鼓的男人一边拉，一边歌舞，其他人或呐喊助威，或送酒送饭。把木鼓毛坯拉到寨门外停放两三天。"魔巴"杀鸡祭祀，然后才把大树干拉到木鼓房边场地上，交给木匠

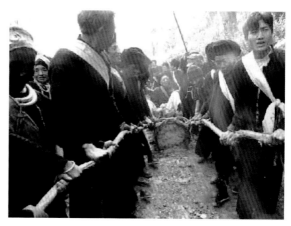

佤族群众在表演拉木鼓。木鼓是佤族的通天神器和佤族悠久的传承物。佤族人每年到山上用丢鸡蛋的方式寻找最硬最耐敲打的树种，由全寨人载歌载舞地拉回寨子，并制成木鼓。木鼓平时放置在一般人严禁靠近的木鼓房里，只有在较大的宗教活动和发生重大灾害时才擂鼓聚众。

制作。这一天的拉木鼓，男女同拉，互挤在一起，据说是谈恋爱的好时机。一边拉，一边歌舞、逗趣，要闹很久。做好木鼓，试敲满意，人们把它抬入木鼓房后，再次狂欢，人们合着鼓点，跳起粗犷的木鼓舞。

（3）佤族礼俗

醑酒祭献祖宗：佤族在一起饮酒时，第一杯酒必须先敬给年长的

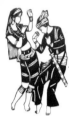

人，由他代表大家祝词酹酒，祭献列祖列宗。

串门子聊天：串门子聊天佤族叫"供梧"。若哪家有人生病，特别是老人生病，大家都要去看望，并带上芭蕉等食物去看病人。哪家生娃娃也去庆贺。碰到丧事更要去看望并安慰其亲属。平时，大家也喜聚在一起喝茶、饮酒，一起说古道今。

赡养老人：佤族有赡养老人的传统美德，认为赡养老人既是一种义务又是一种光荣。

重舅亲：佤族极其尊重舅舅，把舅舅喻为"大树"。结婚时，要舅舅挂长镖走在迎亲队伍的前面领路。成家后，要给舅舅送礼，人死后，要舅舅家主持丧事。

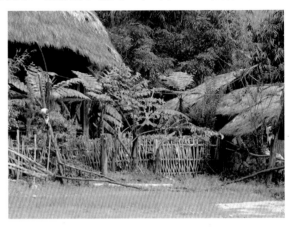

其他：佤族认为妇女不能从男人、客人的面前闯过行走。妇女若要在男人、客人的面前闯过的必须低头弓腰，双手按住裙子的前幅，并步慢行。佤族认为人不能做坏事、不能做亏心事，否则老天爷会看不惯，以后会遭到报应。

（4）佤族的礼俗禁忌

佤族没有文字，也没有统一的法文规定，但源远流长的阿佤伦理和传统习惯法就是佤族人不成文的法律，这些法律是以村规寨约的形式付诸实现的。村规寨约所包含的内容很广泛，涉及社会生活的各个方面。其中佤族的礼俗禁忌也包含其中：佤族的礼俗禁忌有起居禁忌、饮食禁忌、婚姻禁忌、生育禁忌、丧葬禁忌、服饰禁忌、节日禁忌、生产禁忌等方面的内容。通过这些禁忌，规定和约束人们的某些行为，并对人们举办的各种活动进行制约和束缚。

佤族全族性和全寨性的禁忌主要有：木鼓砍回寨子后的三天，大窝朗盖大房子的三天，砍牛尾巴的当天，猎获豹子后的五天内，寨子失火的六天内，寨子有凶死的当天，寨子外出猎头期间，盖木鼓房的当天，寨子里有死人的七天内。这些时间内均忌生产，而是专心做鬼；否则，被认为冒犯了神灵，寨子内不安定，家里谷子长不好，全寨将陷入饥馑之中。

还有，佤族在做鬼人家做鬼仪式结束前也忌讳生产，做梦有凶事也要忌讳生产劳动。

不能骑马进寨，须在寨门口下马；忌任意进入木鼓房，更不得随意敲打木鼓，否则罚剽牛；修理寨门时，禁外寨人入寨，其标志是寨门外放一块夹木竹片，明知故犯者必须送大量的钱财给寨子；忌讳以辣椒、鸡毛、子弹、火药、火炭为赠物，否则表示战争。

生活起居禁忌：忌丈量门框有多宽。否则，要先量一量门口，棺材能否抬出。朔日、望日、晦日不准睡懒觉，否则会生病。忌别人摸头和耳朵；忌送人辣椒和鸡蛋；忌讳送给少女装饰品；忌讳客人在家里坐妇女坐的鼓墩或数钞票；若门前放一木杆，说明家里有病人，忌外人进入等等。

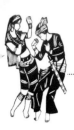

第二章　民族医药发展历史沿革

佤族是勤劳、勇敢并充满智慧的民族，主要聚居于云南省西南部普洱市的西盟、澜沧、孟连及临沧市的沧源、耿马等地。在漫长的历史进程中，佤族人民为了繁衍生存，在生产劳动中，一方面不断发掘利用动物、植物和矿物资源，不断积累利用动物、植物和矿物防病、治病、健体强身、延年益寿的用药经验；另一方面，他们不断吸收、借鉴其他民族的医药经验发展和完善本民族医药。经过不断的实践、总结和完善，创造了以植物药为主，包括动物和矿物药的佤族医药。佤族医药是祖国医药宝库中的一个重要组成部分。

前面讲过，在佤族社会中，佤族社会和宗教的管理者主要是窝郎、头人、魔巴、珠米、头人会议以及群众大会。

在解放以前，佤族政治机构主要有窝郎头人制、有封建土司制以及国民党民国政府的区乡保甲制。形式上是三种政治制度并存，但在很大程度上是第一种政治机构起主要作用，其他两种政治机构属"羁縻"性质。其实所有佤族村寨部落的真正

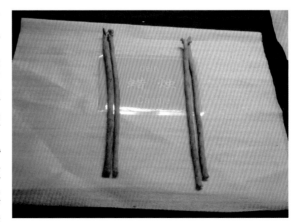

管理者就是窝郎、头人、魔巴、珠米。他们在行使职权时，不是以政府代言人的身份出现，而是以本民族的上层身份实行管理。窝郎是佤族的决策者，头人是佤族寨子的管理者，而魔巴是佤族社会的精神领导，珠米是指经济实力与财富比较雄厚的佤族阶层人士。

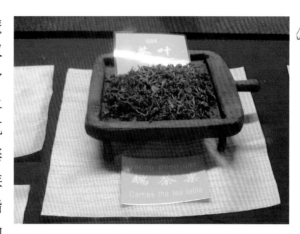

　　在民主改革以前，佤族认为疾病是鬼神所为，遇有疾病都是靠杀鸡、剽牛做鬼，祈求神鬼使病人康复。若做鬼对疾病无济于事，多数人家放任自流，部分人家也会用几种简单的医治方法来治疗疾病。由于受到万物有灵论原始宗教的影响，佤族认为使人致病的原因主要有三个方面：一是人魂被吓丢或是身体上的魂游离不回来的结果；二是碰到或是冲撞了鬼魂；三是由于人们犯了

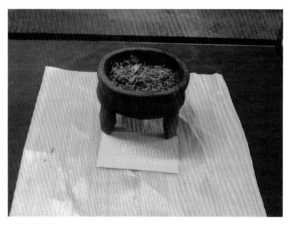

禁忌，违背了道德规范，冒犯了神灵。必须进行祭祀活动，向神灵进献物品，向神灵忏悔，以求得神灵的宽恕和庇护。因此，佤族的治病行为主要以叫魂、祭鬼、驱鬼等形式为主。佤族认为令人致病的鬼有很多种，有铜托鬼、厄车鬼、哦鬼、厄坡鬼、布雷、永鬼等等。全身疼、发热就做铜托鬼；若发摆子（疟疾）要做厄坡鬼；若身上长疮或脚肿、嗓子痛就做厄车鬼；若胃痛、拉肚子就做哦鬼等等。

　　佤族医药的产生与佤族社会的精神领导"魔巴"有莫大的关系。

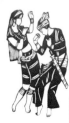

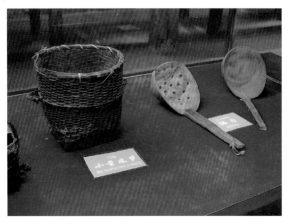

魔巴，佤语意为会做鬼的人。据马散佤族说，自"司岗"出现后佤族便有了魔巴，传说佤族最早的魔巴是自"司岗"里出来不久一个做鬼人"尼阿"。魔巴有大小之分，佤族称最大魔巴为"庇"。佤族的"魔巴"不是世传的，都是自学而成，开始只是学念一些简短的咒语，掌握一些初步的做鬼知识，然后请大魔巴指点或做大魔巴的助手，从做小鬼开始，学念咒语，做鸡、鼠鬼，看猪、鸡卦，最终被公认为魔巴，便可单独做鬼。一经被承认，魔巴便终身享有做鬼看卦的权利。随着时间的推移和做鬼次数的增加，逐步做一些诸如砍牛尾巴、剽牛、做老母猪鬼等大鬼，念的咒语越来越长，便被公认为大魔巴。大魔巴要达到做"庇"的资格，则需由头人和众魔巴，根据该魔巴做魔巴历史的长短和做鬼的水平来推任的。魔巴是佤族社会的精神领导，他们禀承上天的意旨，作为鬼神与人的传言人。魔巴主要负责念咒语、做鬼、看卦，为人解答疑难，决定村寨的大政。魔巴主持的宗教活动主要有两类：第一类是做水鬼、拉木鼓、做老母猪鬼、砍牛尾巴等，做各种鬼时，魔巴主要是念咒语。做不同的鬼，念不同的咒语，咒语的长短也不同，并辅以手势和脚的动作，使

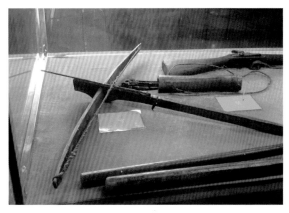

用的法器主要有黑毡子、牛角、法衣、银帽、竹筒、木碗等。魔巴平时没有固定的报酬，但在为人做鬼（驱神弄鬼）或主持重要宗教活动

时，可得到酬金。酬金多为银元（银半开）、食盐、米、肉等。数量由做什么样等级宗教活动决定。魔巴在迎神送鬼、救苦救难、为人解答疑难的过程中，也掌握了利用身边的部分动物、植物、矿物治病防病、健体强身、延年益寿的知识和用药经验，积累和形成了对疾病的一些认识，并通过与其他先进民族医药的经验和医药理论交流，形成了独具特色、别具一格的佤族医药，所以说佤族医药是"巫医一体"的统一体。佤族医药是祖国医药宝库中的一个重要组成部分，从它诞生那天起对佤族人民的生息、繁衍、繁荣昌盛起着积极重要的作用，并且，在科学技术高度发达的今天仍发挥着重要作用。

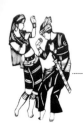
第三章 佤族医药理论

佤族没有文字，信奉"万物有灵"的原始宗教。因此，佤族医药被认为是"有药无医"，没有自己的医药理论，只是会使用几种药治病而已。经过实地调查，采访了佤族民族民间医生之后，隐约可见其医药方面的一些认识与见解，现将其概括、总结出来，供行家参考。

一、 佤族医药的疾病观

在民主改革以前，佤族认为疾病是鬼神所作，遇有患病者，都是靠杀鸡、剽牛做鬼，祈求神鬼使病人康复。佤族民间医生多认为疾病是：鬼神附体（无意之中冲撞鬼神）、鬼神作祟、气血羸弱（失衡）、阴阳失调，阴气过旺、邪气过盛等等造成的结果。

二、 佤族医药理论

佤族信奉"万物有灵"的原始宗教，强调"天人合一"，重视人与自然的和谐相处。佤族认为世界是由天、地、自然和人构成的。天地之间有神、鬼。天上居住着神仙；世界的中间居住着人与万物；鬼神居住在地下世界（地狱）。三个层次相互联系共同构成了整体世界。自然界发生的所有灾难和人之所以产生疾病是由于人与天、地之间未能自然和谐相处或者世间三个层次之间的平衡被破坏，鬼神为了惩戒人类，使自然世界各层次之间发生了剧烈的变化，产生了所谓的天灾。风、寒、热、湿、火（鬼神）等邪气侵蚀人体，造成人生病。同时，佤族受"万物皆有灵"原始宗教思想的影响，认为世间的万物之间均有联系，都是相辅相成的，天、地、人与自然世界是一个平衡的体系。事物（含疾病的产生）的变化都是有原因的，只要找准事物变化的原因，对症下药，所有的事情都可以得到妥善的解决。佤族医药认为某一种病都与自然界中的某一种动物、植物和矿物有一定的联系，因此，自然界中所有的动物、植物和矿物等都是药物，均具有治疗疾病的作用。

在佤族医药中，人的气血的变化是一个十分重要的关键环节，在看面相、顶指甲等诊治疾病的过程中，气、血这两个表相的物质往往成为佤族医生诊治疾病的重要依据。

佤族医药在疾病的治疗以及养生和保健中，也是围绕调节气、血来进行的。佤族人认为，人体是一个自然和谐的整体，气、血是组成人体的主要成分。气血旺盛、协调是生命力强的表现。如果气、血不畅、不强，则易使百邪入侵，鬼神作祟，人就生病了。因此，佤族民间医生在治病、保健和养生的过程中，强调使用调节和增强人体气、血的药物，使人与自然和谐统一。人体气、血协调、旺盛，能增强人的生命力，从而达到百邪无扰，鬼神不敢近（附）身的目的。

三、 佤族医药常用的医技医法

1. 佤族医药常用的疾病诊断方法

（1）佤族医药在诊治病人时常用的方法有四种，即一问、二看、三号脉（诊脉）、四顶指甲尖。

问：询问患者的病因、病情、疼痛部位，以及冷热、出汗、饮食和大小便等情况。

看：查看患者的精神面貌，看面部皮肤的颜色变化。佤族民族民间医生认为，面红发热多为伤风感冒或其他疾病所致；面黄苍白多为贫

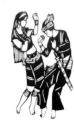

血（妇科疾病）或肾脏疾病所致；皮肤及眼珠黄多为肝脏疾病（民间称走胆）所致；面唇青紫多为心脏疾患所致。

号脉（中医称诊脉）：是佤族医生诊断疾病常用的一种方法。与中医有相同之处，也有明显的不同。佤族民间医生号脉时，一般是将食指、中指和无名指轻轻搭在患者腕部桡动脉搏动处，细心观察患者脉动、脉象状态，根据患者的脉象搏动和流动强弱变化等情况来分析患者的病情情况。诊脉时，食指代表心脏的状况，中指代表肾脏的状况，无名指代表腹部其他脏器的状况。

顶指甲尖：是佤族民间医生常用的疾病诊断方法，是佤族医生在诊断疾病时，将自己的指甲尖顶在患者的指甲尖上一顶（紧）一松，认真观察患者指甲颜色（血液循环）的变化及指甲尖疼痛部位来诊断疾病的诊断方法。佤族民间医生认为，疼痛在指甲尖的左边，左指甲的血液循环较慢；疼痛在指甲尖的右边，右指甲尖的血液循环较慢。如：胃病、风湿性关节炎及肝脏的疼痛都在指甲尖的左边，左指甲尖的血液循环较慢。

（2）由于佤族医药很大部分来源于魔巴（巫师），佤族民间就有"魔巴治病"的传说，因而，在诊病的时迷信色彩较浓。除求神送鬼外，还有"看手相""看面相""看米""看蛋""算卦"等方式。

看手相：遵循男左女右的原则（男性看左手，女性看右手），根据手纹的情况，断定患者吉凶及身体健康与否。

看面相：就是看患者的精神面貌，看面部皮肤的颜色变化以及面部颜色变化的部位等情况，判断患者吉凶及身体健康与否。

看米：就是患者买一碗米，米中装上写有患者姓名等信息的纸条，佤族医生用纱布盖好，口念咒语，双手摇动盛米的碗，待咒语念完后，停止摇动，打开纱布，寻找与众不同的米和米的变化情况，最后断定患者患病的原因、吉凶以及身体健康与否，并提出治疗的方法和建议。

看蛋：用一个新鲜鸡蛋，医者（魔巴）口中念念有词（口念咒

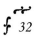

语），让患者哈气在鸡蛋上或在患者的患处滚动，然后，将鸡蛋放入锅中煮熟取出，剥除蛋皮，取出蛋黄，对光看鸡蛋蛋白（鸡蛋大的一头，蛋白比较薄的一面）是否有黑点及黑点的分布情况，依此判断患者患病的原因（是什么鬼在作祟）、患者的吉凶以及身体健康与否。

看卦：佤族每办一件事，甚至圆梦都要看卦。

①看鸡卦：其方法是医者（魔巴）手提着鸡，口念咒语，然后用竹签将鸡戳死，取两根鸡股骨用线拴成"V"字形，将股骨上的肉撕下，找到股骨上分布的小孔，再用事先削好的细竹签照股骨的小孔顺插下去。若每一根骨头骨孔的方向相反，孔距不大，则表示吉卦，病毒无大碍，可以治好。若鸡的股骨没有孔或是单孔，都是凶卦，表示病情重，无法医治。最好的解（凶卦）的办法就是要重新杀鸡看卦，直到出现吉卦为止。得到吉卦，鸡肉就归医者煮了吃，鸡股骨由患者家收藏备用。看鸡卦的办法还有其他的看法：如，看鸡的头盖骨以及鸡的其他部位的骨头。看鸡卦可以看很多方面的卦，主要根据卦主人行事的目的、性质等进行具体的解释，卦看过之后中，具体卦象情况和内容，只要双方清楚即可，对外人是秘而不宣的。

②看猪胆卦：猪胆的纹系上下行，胆汁饱满，预兆家庭和睦，粮食丰收，万事顺意，疾患远离，身体健康。猪胆的纹理左右行，预兆有凶事临门。若胆汁太少则象征着家有人、畜死亡。胆汁太多盈出，则表示要折财。

③看牛肝卦：牛肝上的大块、小块间不粘连预兆大吉大利，若有粘连则预兆祸事将降临。

2. 佤族医药的诊疗方法

（1）用药物进行诊治

主要有：外拔外包内服法；外切外敷内服法；推拿按摩外敷法；食疗法；外敷内服法；熏疗法；生食、含漱法；放血内服法；外搽内服法；外包外洗法；散剂；蒸熏法；嚼涂法等。

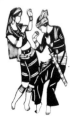

（2）使用物理疗法进行诊治（辅助诊治）

主要有：拔火罐法；揪、刮法；抹法；放血法；揉搓法；拍打法；推拿法；刮舌疗法等与中医差不多的手法诊治疾病。

拔火罐法：佤族民间医生用的火罐有两种：一种是陶制的，一种是竹制的。两种火罐的使用根据疾病的种类不同其拔法不同。跌打损伤、扭伤瘀血、骨折、关节肿痛等症使用拔法。方法：先在患处或痛点上用剃刀、梅针划破数个小伤口至少许出血，将削成丝状的松明少许点燃放入陶制火罐内，然后将火罐罩在小伤口上即可。亦可用竹制火罐放入沸水中片刻，迅速将火罐取出罩在小伤口上即可。伤风感冒、痧症、无名肿痛、风湿疼痛等症使用拖赶法。方法：在患处或痛点上，不划破伤口，使用与"拔法"相同的方法，但在火罐拔稳后，要将火罐慢慢地来回拖赶，直至火罐自然脱落为止。

揪、刮法：当遇到风寒引起的痧症、腹部疼痛、恶心不思饮食、头昏头痛和全身不适时，一般采用揪、刮法进行治疗。方法：用食指和中指在颈部、咽喉部、额部、肩部、背部、胸部等部位上揪提或用旧铜币、银币等物蘸植物油或水在上述部位拖刮，至局部皮肤充血，从而达到治疗疾病的目的。

抹法：取新鲜泽兰嫩叶或其他雅草药，在火上烤热至发软，将药物揉搓后加酒少许，在患者的疼痛部位从上到下拖抹。主治小儿积食消化不良、腹部胀痛、跌打内伤等症。

放血法：取生姜、大蒜、青蒿叶在火上烘烤至发软，先在舌下、额前、四肢指（趾）甲基部揉搓消毒，然后，用沸水煮过的针或破碗片刺破相关部位至少许出血。疟疾病在舌下放血，在额前和手指甲基部放血主治受寒引起的重感冒、久烧不退。

揉搓法：将白酒或酒精盛于碗内点燃，手蘸点燃的白酒或酒精趁热揉搓患部。此法常用于跌打损伤、关节扭伤红肿、风湿疼痛等症的治疗。

拍打法：在受伤部位用剃刀、梅针或刀片划破数个小伤口，用手

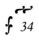

指挤压至少许出血，然后用削成尺子状的松明块在火上烘烤至发热并轻轻地反复拍打小伤口。此法常用于跌打损伤、瘀血肿痛、关节炎肿痛等症。

推拿法：在四肢、背部、肩部、头部推拿、揉搓。主治由风寒引起的全身酸痛、风湿疼痛、四肢麻木、风寒湿痹、中风偏瘫等症。

刮舌疗法：刮舌疗法是佤族医药的一种特色治疗方法，由于种种原因的影响，该疗法已很少有人做，有濒临失传的危险。该疗法首先用一弓形竹片刮病人舌头，再将一些刺激性的食物，如：姜、蒜等捣碎和熊胆水搽在病人舌头上。这是佤族医生过去治病救人（治疗麻疹、高危、病重病人）常采用的一种方法。目前已很少有人使用该疗法。

（3）其他诊治方法

佤族聚居地的药物种类（动、植物和矿物）多，佤族每个人都掌握了一定的医药知识，每家都有用身边的药物简单地治疗疾病的办法。如：用拔火罐的方法治疗挫伤、关节疼、腰疼；用口吸的方法或用异物刺进肌肉组织的方法治疗脓疱；炒糊的米治消化不良、腹痛；用浓茶水治疗结膜炎；用小便治疗外伤、创伤和扭伤；用烂破布烘热煞治斑痛、伤寒；用草烟叶包治外伤；用针刺、刀割的方法治疼痛、脓疱；用竹片刮舌头治疗麻疹；用小麻线包扎止血等等。

四、佤族医药的用药特点

1. 注重用药前的疾病诊断

佤族民间医生在诊治疾病使用药物之前，通常使用问、闻、看、听、诊脉，并辅以一些迷信手段（如：看手相、看指甲、看面相、看米、看卦等）对疾病进行确诊，然后根据患者的病情对症下药。

2. 使用药物以本地的植物、动物和矿物药为主

植物药大多经过人工驯化，种植在房前屋后，随用随采，但亦有一部分是晒干备用的。植物学药中以治疗常见病多发病的种类最多，如：疟疾、肝炎、胃病、肺结核、身体虚弱、妇科疾病、风湿、伤风感冒、痧症、跌打损伤等。动物药多为配方，肉类以食疗和滋补为主；骨类以祛风除湿、消炎平喘为主；皮毛类以消炎止血为主。如：毫猪毛炭化后研细开水冲服治疗习惯性流鼻血，大象皮研粉治刀伤、枪伤和胃溃疡出血等症。矿物药以单方、复方入药主治皮肤病和感冒咳嗽等症。

3.使用药物根据患者的体型确定

人有高矮胖瘦、强壮虚弱，植物药有长短粗细。短和粗的植物药有滋补的作用，长和细的植物药有治疗作用。所以，胖人治病应用长和细的植物药，而瘦和虚弱的人应该选用短和粗的植物药进行治疗。

4.药物的药性可根据患者的病情而作调整

药物的性味功能生与熟不同，熟的程度不同其性味功能亦不同。如：佤族民间医生使用灯台叶治疗咳嗽病就是一个典型的例子。灯台叶性寒，佤族民间医生使用灯台叶治疗患者的咳嗽病时，先用未经炮制的灯台叶进行治疗。若治疗的效果不明显，说明患者的咳嗽病毒为寒性，需对灯台叶的药性进行调整。他们将灯台叶进行一定程度的炒炙，再进行观察治疗。如果还不能治愈，则将灯台叶的药性进行调整，再进行药性的调整，将灯台叶再炒炙熟几分，直至将患者的咳嗽病压制下来为止。

5.治疗疾病时注重里外并重

一般情况佤族民间医生治疗疾病时，无论是内科还是外科疾病，治疗时都主张内服药，外部配合包敷、理疗（按摩、推拿、刮痧等）进行治疗。

6.生熟药各半混用

佤族民间医生认为，在配制外包外敷用药时，多为生熟各半混用，疗效更好。配制药物时，取新鲜药捣烂后，一份生品，一份熟品，混匀使用。

7. 引药

佤族民间医生在配伍用药时，大多数的药在煎服时都要求放引药（引子）。他们认为引药有三个方面的作用：一是综合药性，二是提高药效，三是可引药至全身各部位。引药多数具有芳香理气、舒筋活血镇痛的作用。如：草果、胡椒、丁香、生姜、白酒、米酒、红糖、冰糖、蜂蜜等。

8. 禁忌

佤族民间医生在使用药物进行诊治疾病时，大多有禁忌。多数禁食酸、冷、腥和豆类食物，同时忌摸冷水、忌吹冷风、忌露水淋、忌脚踩湿土等。

9. 佤族民间医生药物配方严谨、简练

佤族民间医生使用药物治疗疾病时，一般每一个处方用药1～4剂（亦有5～10剂以上的），用药后药效见效快。若用药2～3副药后未见病情减轻时，佤族民间医生会及时调整处方或另换药方。在调整和换药方的同时，会让患者在服用第二副药之前服用解药，将前药方的药性解除之后再服用第二个药方，保证第二个药方的药效。

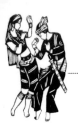

第四章 佤族医药的传承

　　解放以前，佤族尚处于原始社会，没有文字，社会经济的发展水平十分落后，按现代文明的标准来衡量，当时的佤族社会尚处于文明的初始阶段（父系氏族阶段），佤族医药也仅处于萌芽阶段，佤族医药理论体系的建立与发展水平，同样也处于初始发展水平。解放以后，佤族社会由原始社会一步跨越到社会主义社会，社会、经济、生活等发生了翻天覆地的变化。但佤族医药的理论体系及发展水平，仍处于发展的初级阶段和萌发水平，在佤族医药理论体系的传承和发掘、整理、筛选、提高等方面仍存在许多问题，有待于民族医药工作者来揭示、整理、提高，揭开佤族医药神秘的面纱，发扬光大，为人类的健康事业服务。

　　佤族没有文字，因此佤族医药的传承多以口授心传、师带徒、诗歌传唱等形式进行传承。

　　佤族医药有的传承方式却有着神秘的色彩。在课题组进行实地调查的时候，发现一个神奇的现象：就是课题很多的调查、采访对象（佤族民间医生），他们中的许多人都没有经过专门和正规的医、药培训，不懂得如何行医、治病，几乎在一夜之间，就学会了看病、治病，这是什么原因呢？进行深入细致地采访之后，发现多数人为所谓的"神仙指路"和"梦药"及"按梦到的药治病"，治好病人之后，就可以看病了。这些佤族民间医生，一般都出生在贫困的家庭，家中经济状况差，能吃饱饭就不错，而且家中人多数体弱多病，如何保证一家人的健康，是他们家生存的重大问题。也就是在这种情况下，重大的转机出现了：某天晚上，这位未来的佤族民间医生做了一个梦，梦见一位老人让他明天到桥旁、路边或其他在当地有点名声的建筑物旁，等待一位或几位什么样子的人，他们都身患疾病，需要治疗。然后，告诉这位佤族未来的民间医生，利用附近的一种或几种药为那几个人治病，并将他们的病治好。梦中，老人告诉他（未来的佤族民间医生）的药草很清晰，很清楚，在当地很多，很容易就辨别出来。第二天，这位佤族未来的民间医生，就按照梦中指定的地点，遇上了梦中同样的人，梦中老人的指点，用老人教给的药，将患者的病治好了。经过这次医药实践之后，这位佤族未来的民间医生自然而然地便会看病、治病了。经过不断的医药实践，不断地接受梦中老人的指点，他就成为了名副其实的佤族民间医生。既解决了自己家里的困难，又帮助别人解除了痛苦。

因此，或许其（佤族医药）的传承方式中需要加入"神仙指路"或是"梦药"的方式。

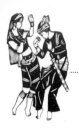
第五章　佤族医药对于疾病的防治与养生保健的认识

　　佤族民间医生多认为疾病是鬼神附体（无意之中碰撞鬼神）、气血羸弱（失衡）、阴阳失调、阴气过旺、邪气过盛而造成的结果。

　　气血是佤族医药十分重视的一个环节，在看面相、顶指甲等诊治疾病的过程中，气、血这两个表象的东西成为诊治疾病的重要依据。

　　佤族医药在养生和保健中，也是围绕调节气、血来进行的。

　　佤族崇尚自然，热爱自然，是一个热情、好客的民族，最尊贵的客人和朋友来了总是用最好的水酒和最好吃的佤族稀饭（粥）来相待。请吃的东西如佤族稀饭（粥）等，多有养生保健之效，佤族的养生与保健与吃紧紧相连。现在结合佤族食、药两用的食物，对佤族的养生与保健作一番介绍。

　　（1）老鼠稀饭（粥）：是用若干只老鼠去其内脏后，放在火塘上烤干，切细后放入锅掺和，再加进酸笋（竹笋）、姜、茴香、大烟籽、苏子、芝麻、辣椒、盐、花椒、香茅草等在锅上炒热，再加水，加1～3斤大米，煮成粥。老鼠稀饭味道鲜美，是佤族的传统风味。

　　（2）鸡肉稀饭（粥）：是用一仔鸡放在火上烤至七成熟，去内脏砍细，放入凉水锅煮，待锅水热后，放入米、酸笋、姜、茴香、芝麻、辣椒、盐、花椒、香茅草、苏子、大烟籽、香蓼、野芫荽等佐料煮成。鸡肉稀饭味道清香酸辣，是佤族的传统风味之一，是病后身体虚弱、手术后恢复期、贫血、脾虚纳呆、血虚抽筋以及消化道溃疡等

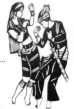

病证的食疗康复方剂。

（3）狗香肠：是将狗的肠和肚子洗净后，填入糯米、狗心、狗肝、狗肺以及芝麻、花椒、草果、茴香、野芹菜等煮成。狗香肠味道香辣可口，是佤族的传统风味之一。

（4）牛苦肠：将牛苦肠（粉肠）洗烤干舂细与稀饭（粥）混煮，并佐以酸笋、辣椒、花椒、盐等煮成。牛苦肠味苦凉，具健胃生津功效，也是佤族的传统风味之一。

（5）竹虫粥：备料（准备竹虫50只，粳米100克），用冷水煮米约30分钟，加入竹虫、适量的食盐及食用油（植物油等）等沸水煮熬20分钟，再放入薄荷等佐料焖片刻即可食用。早、晚各食1次，4～7日为一疗程，对神经衰弱、肺结核等消耗性疾病及小儿营养不良症有较显著的疗效。

（6）蚱蝉糊：原料为蚱蝉和粳米。取上述两种原料以1:10的比例进行配料。将二物混合，焙炒微煮，各研粉拌匀装瓶备用。每次服用30～50克，先用凉开水调成糊状，加糖适量，煮沸开后服用，每日两次。本方健脾养肝，镇静安神，治小儿脾弱肝旺之烦躁、夜啼症，对小儿惊厥及癫痫等病证有一定的辅助食疗作用。

（7）蟋蟀酒：蟋蟀12只，娘母粮10克，狗肾1只。将蟋蟀微煮，狗肾用核桃油炸，三味药装入瓶中，用纯苞谷（玉米）酒或米酒1000克浸泡7天后即可服用。每次10～20毫升，每日服用两次。本方具补肾壮阳、兴奋机能的功效，对阳痿、早泄等肾虚诸症有一定的疗效；另对妇女阴虚宫寒、带下清冷、机能减退、久不受孕等症也有辅助治疗的作用。

（8）蝼蛄膏：蝼蛄50只，蜂蜜200克。将蝼蛄微炒焙黄研粉，与蜂蜜充分搅拌均匀装瓶备用。每次服用5～10克，每日2次。本方具润肺平喘功效。对喘息性气管炎、肺心病等症具有一定的治疗作用。

（9）田螺汤：田螺30只，木贼草15克。先将田螺放盆内清水漂养、充分搅拌淘洗，去除上浮的死田螺。换清水漂养数次，待田螺吐

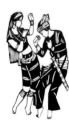

尽泥沙，再投入麦面粉少许饲养。用时取出盆内活田螺，剪去其壳之尾尖部，洗净即可入锅与木贼草同煮至熟。加入薄荷、盐等佐料，就可吸食螺肉，喝汤。每日1～2次。本汤具清肝利胆、抗炎消滞功效，可作为急、慢性胆囊炎的辅助食疗，对肝火较旺、目赤肿痛以及热结膀胱之小便涩痛患者亦有防治效果。

（10）荠菜鸡蛋汤：鲜荠菜100克，鸡蛋1～2个。先用冷水将鲜荠菜煮沸，再将鸡蛋打破放入碗中，调匀，放入煮沸的荠菜汤中，煮成蛋花汤，酌量加入少许食用油、盐或糖，煮沸约5分钟后，即可食蛋饮汤。早、晚各1次，连续服用5～7天。本汤具健脾养肝功效，对夜盲症、小儿消化不良症、功能性子宫出血、便血、尿血等病证有一定的疗效。

（11）牛尾巴蒿煲鸡蛋汤：牛尾巴蒿25克，鸡蛋1～2个。先用冷水将牛蒿煮沸20分钟，去渣，加糖适量，投入去壳鸡蛋煮熟，再加入少许糯米白酒引，即可食蛋喝汤。每天1～2次，7～14天为一疗程。本汤具疏肝利胆、解毒益脾功效，可治疗甲型肝炎，对小儿患者疗效更佳。该汤同时也可作为肝胆湿热型的乙肝、黄疸症的辅助食疗。

（12）橄榄泥：鲜滇橄榄（余甘子）100克，百草霜5克，烧锅盐5克。先将橄榄洗净，除核。放入木制研臼中捣碎，再加入百草霜、盐和味精少许拌匀，即可食用。本方具有消炎生津、止咳功效。可治咽喉炎、咽后壁滤泡增殖及慢性扁桃腺炎等症；同时也可为上呼吸道炎症、声音嘶哑等的辅助食疗。

（13）拌蕨菜：鲜蕨菜150克，豆豉10克，香椒5克。先将鲜蕨菜洗净，放入锅中煮熟，撕开成细条状，再用冷开水漂洗后切成段，加豆豉、香椒、醋、食盐等适量，拌匀，即可当菜食用，连续食用5～7日。本品具安神镇静功效，可治疗神经衰弱之失眠症；也可为肝阳上亢型高血压病及热痹证的辅助食疗。

（14）马齿苋粥：马齿苋150克，半截叶9枚，红粳米100克。先用冷水煎煮半截叶20分钟，去渣，加米煮成稀粥，然后，再放入洗净的马齿苋用适量的食用油和盐，煮片刻之后即可食用。早、晚各食用一次。马齿苋粥具有消炎止血功效，可作为内痔出血、牙龈出血、妇女月经量多以及急、慢性肠炎等病证的辅助食疗方。

（15）玉米须茶：鲜玉米须70克，鲜紫京龙藤叶10克，绿豆20克。将玉米须和紫京龙藤叶剪碎（干品量减半），放入杯中；绿豆炒熟研粉，放入装玉米须和紫京龙藤叶的杯子中，用沸水冲泡片刻，即可当茶水服用（像喝茶水一样一天到晚都可服用）。本配方具降压、利尿功效，为高血压、肾炎溲少等症的辅助方剂。

（16）芝麻粥：芝麻60克，车前草50克，粳米50克。先用冷水煎煮车前草至沸，10分钟后，去渣，放入米熬成稀粥；将芝麻炒熟捣碎研粉，和适量的糖，放入车前草汤熬成的稀粥中，搅拌均匀之后，即可食用。1日2次，5～7天为一疗程。本粥具滋肝明目、健脑降压、养血祛风功效，可作为防治动脉粥样硬化、高血压、体虚昏眩、贫血早衰、津亏肠燥等病症的辅助食疗。

（17）决明子膏：决明子100克，蜂蜜200克。先将决明子洗净，放在锅内文火炒熟焙黄，取出研粉。将决明子粉放入蜂蜜中拌匀，待凉后装瓶备用。日服三次，每次10克，温开水调服。本方具清肝、降压、通便功效，可作为高血压、慢性便秘等病证的辅助食疗方剂。

（18）理肺散猪心肺汤：鲜理肺散根100克，猪心肺1具。先将山上采来的鲜理肺散根洗净，用冷水煮沸20分钟，放入收拾好并洗净的猪心肺，煎煮至熟，再加适量的油、盐及生姜汁等佐料，煮上片刻时间，即可食肉、喝汤，嚼一嚼药根。一日早、晚分食两次。隔日煮食一次。七剂为一疗程。本方既治病、养生，又是一种享受。本方剂具消炎平喘、润肺化痰功效。可作为支气管炎、肺气肿、哮喘等病症的辅助治疗方剂。

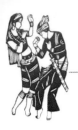

第六章 佤族常用药物（药材）

经过佤族民族医药工作者的不懈努力，至今已发掘整理出版佤族医药书籍3部、佤族常用药物500多种以及大量的佤族常用单方、验方和秘方，"娘母良"（西藏远志）、"娘三端"（块根木兰）两种药收入《云南省药品标准》，"娘三端"还被收入《中华人民共和国药典》。

课题组在课题研究过程中，收集到佤族常用药物300多种、药物图片500多幅、制作药用植物标本300多份。

由于佤族医使用的药材比较多，现以课题组进行佤族医药调查时，当地佤族医使用比较频繁的、比较有特色的55种常用药材为例，介绍给大家。

1. 娘母良（西藏远志）

佤音：娘母良

汉名：地丁

基原：为远志科植物，是佤族医药的标志性药物之一。

药用部位：全草。

采收季节：每年3～4月份，开花期结束后。

加工：全株采下，洗净

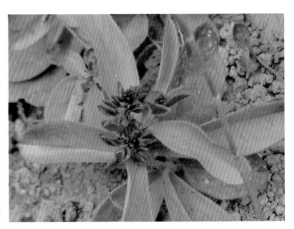

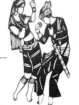

晒干备用。

产地：云南省普洱市、临沧市、西双版纳州、德宏州，生长在当阳、湿润的田野、田埂上。

功效：解毒凉血。

其他：配伍其他药草，佤族医主要用作壮阳、提阳、增强体质等。

2. 聂良给（远志）

佤名：聂良给

汉名：地丁

基原：为远志科植物，是佤族医药的标志性药物之一。

药用部位：全草。

采收季节：每年3～4月份，开花期结束后。

加工：全株采下，洗净晒干备用。

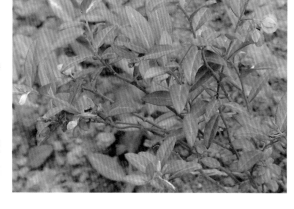

产地：云南省普洱市、临沧市、西双版纳州、德宏州，生长在当阳、湿润的田野、田埂上。

功效：解毒凉血。

其他：佤族医认为，该药对疾病的治疗作用显著，能提高免疫力。配伍其他药草，主要用于肝硬化、肝腹水等疾病的治疗。

3. 大刀豆（后附药草图片）

佤音：考蛋西外

汉名：刀壳树

基原：为紫薇科木蝴蝶属植物Oroxylum indicum(L.)Benth.ex Kurz的树皮。

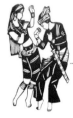

药用部位：树皮。

采收季节：每年的秋冬季节（10月份前后）。

加工：砍枝条削皮，或直接从树茎剥皮，切细晒干备用。

产地：云南省大部分热带和亚热带地区均有分布。

功效：清热解毒、消炎、凉血。

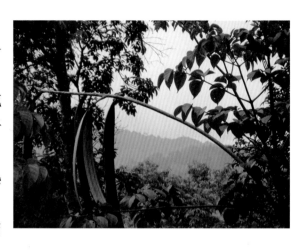

4.重楼

佤音：西蛋老

汉名：重楼、七叶一枝花等

基原：为延龄草科重楼属植物Paris polyphylla Smith.var. yunnanensis(Fr.)H. M.的块根。

用药部位：根茎。

采收季节：秋冬季节，重楼的叶枯萎之后。

加工：将采挖的根茎洗净，切片晒干备用。

产地：云南省大部地区均有分布。多生于山坡林下及灌木丛中阴湿处。

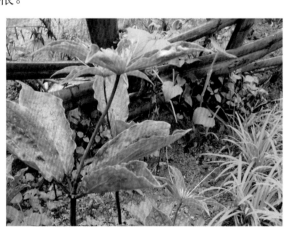

性味功效：性寒，味苦辛（有小毒），活血散瘀，消炎止痛。

5.独蕨

佤音：挂地公（挂浓）

汉名：独蕨

基原：为阴地蕨科阴地蕨属植物Botrychiumternatum（Thunb.）Sw. 的全草。

药用部位：全草。

采收季节：夏秋季节采收。

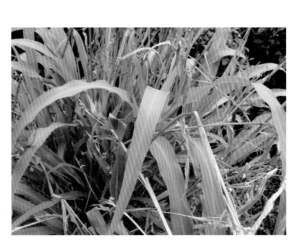

加工：夏秋季节，采收全株，洗净切细晒干备用。

产地：云南省大部地区均有分布。主要生长于林下阴湿处。

功效：滋补、解毒、散结。

6. 野芦（绿）谷

佤音：西藁白

汉名：野芦（绿）谷等

基原：为禾本科薏苡属薏苡Coix lachryma—jobi Linn.的根部。

药用部位：根部。

采收季节：秋季果实成熟后挖取。

加工：秋季果实成熟后采挖，将根部挖出后，将根部的淤泥洗净，切细，晒干备用。

产地：云南省大部地区均有分布。多生于荒野、河边、溪涧或阴湿的山谷中。

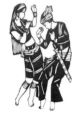

功效：消炎、利尿、排石。与其他药配用，可排除肾结石。

7. 野芹菜

佤音：德盖顶

汉名：野芹菜等

基原：为伞形科水芹菜属植物Oenanthe javanica（Bl.）DC. 的全株。

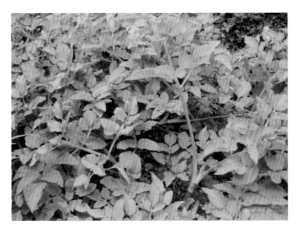

用药部位：全草。

采收季节：多在8～9月份采收。

加工：将全株挖出，除净根茎上的泥沙，将叶洗净，切细晒干备用。

产地：云南省大部分地区均有分布。

功效：清热、降压、利水。

8. 马蹄香

佤音：依克顶

汉名：马蹄香

基原：为败酱科缬草属植物Valeriana jatamansil Jones 的全草。

药用部位：全草。

采收季节：野生品秋冬季节采挖，栽培（家种）品栽培3～4年后采挖。

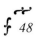

加工：采挖全株后，剪去枯枝烂叶后，洗净阴干或晾干备用。

产地：云南省大部分地区均有分布。生于溪边、疏林或灌木丛中较潮湿处。

功效：理气止痛、健脾胃、消食、祛风解毒。

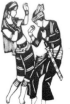

9. 苦子果

佤音：盖松狭

汉名：苦子果、小苦果

基原：为茄科茄属植物 Solanum indicum L. 的果实、根。

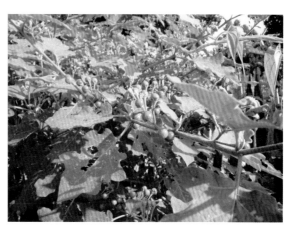

药用部位：果实、根。

采收季节：全年均可采收。

加工：采集洗净鲜用或切片晒干备用。

产地：云南省热带、亚热带地区均有分布。生长于路边、草地、沟边、小灌木丛中。

功效：果实健胃消食，根消炎。

10. 铜锤草

佤音：拉杜张（日布饶贡）

汉名：小铜锤

基原：为菊科植 Spilanthes callimorpha A. H. Moored 的全草。

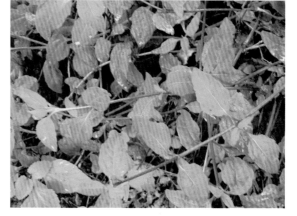

药用部位：全草。

采收季节：全年均可采收。

加工：鲜用或切细晒干备用。

产地：生长于山谷、溪边、沟边、田间、路旁等。云南省大部分地区均有分布。

功效：消炎止痛。

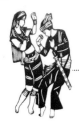

11. 黄精

佤音：思给让

汉名：黄精

基原：为百合科黄精属植物 Polygonatum cathcartii Baker. 的根茎。

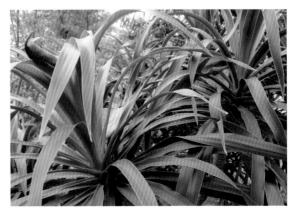

药用部位：根。

采收季节：秋冬季采挖。

加工：块根采挖洗净切片晒干备用。

产地：云南省大部分地区均有分布。

功效：生用，解毒通便；制用，补肾益精、润肺生津、健脾和胃。

12. 龙血树

佤音：考思瑞杠（考那木西用）

汉名：龙血树

基原：为龙舌兰科植物 Dracaena cochinchinensis（Lour.）S. C. Chen. 含树脂的根、茎。

药用部位：含树脂的根、茎。

采收季节：全年均可采收。

加工：采集含树脂的木质部，除去杂质后晒干备用。

产地：云南省海拔1000 米左右的石灰岩向阳坡或石缝中。

功效：活血止血、消肿散瘀、镇痛。

13. 野藿香

佤音：辣结背

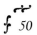

汉名：野藿香

基原：为唇形科冠唇花属植物Microtoena patchouli（C.B.Clarke）C.Y.Wu et Hsuan 的全草。

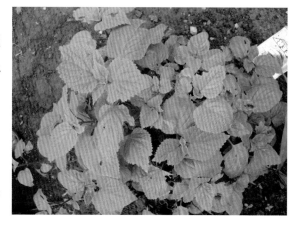

药用部位：全草。

采收季节：秋冬季节。

加工：采收、洗净、切细、晒干备用。

产地：云南省大部分地区的荒地、路边或林边均有分布。

功效：芳香健胃、温中理气、行气和胃止呕。

14. 三丫苦

佤音：得种考

汉名：三丫苦、小黄散

基原：为芸香科植物Evodia lepta （Spreng.）Merr 的茎、叶。

药用部位：叶、茎。

采收季节：秋冬季节均可采收。

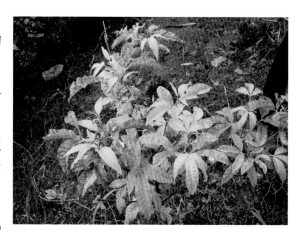

加工：采收叶晒干备用，茎切片晒干备用。

产地：云南省热带、亚热带地区山谷、溪边、林下均有分布。

功效：清热解毒、祛风除湿、消炎止痛、止痒。

15. 马蹄草

佤音：得咬西勇

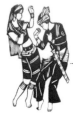

汉名：马蹄草、积雪草

基原：为伞形科积雪草属植物 Centella asiatica (Linn.) Urban 的全草。

药用部位：全草。

采收季节：全年均可采收。

加工：采收洗净晒干备用。

产地：云南大部分地区均有分布。

功效：清热解毒。

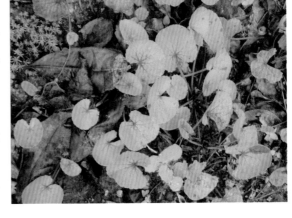

16. 金刚纂（钻）

佤音：埂大首

汉名：金刚纂（钻）

基原：为大戟科大戟属植物 Euphorbia royleana Boiss. 的茎叶或白色乳汁。

药用部位：茎、叶、汁。

采收季节：全年均可采收。

加工：茎，鲜用。顺河水削。叶鲜用，摘下捣碎用。汁，茎，削开后，流出乳白色的汁。

产地：云南省大部分地区均有分布。

功效：消肿拔毒。

17. 小红参

佤音：拉盖让

汉名：小红参

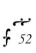

基原：为茜草科茜草属植物 Rubia yunnanensis Diels. 的根。

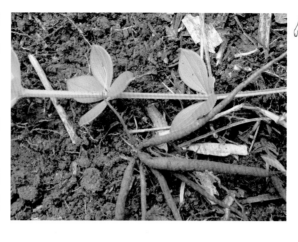

药用部位：根。

采收季节：每年 6～10 月份均可采收。

加工：在采收季节，采挖洗净、切片、晒干备用或鲜用，泡酒服用均可。

产地：云南省大部分市、州均有分布。

功效：补气补血、祛风除湿、软坚破积。

18. 糯米藤

佤音：德丫下儿

汉名：糯米藤

基原：为荨麻科糯米团属植物 Gonostegia hirta(Bl.)Wedd 的全草。

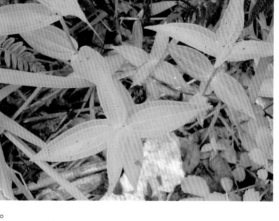

药用部位：全草。

采收季节：秋冬季节。

加工：秋冬季节，全株拔出，洗净、切细、晒干备用。

产地：云南大部分市、州的山坡、草地、林缘等地均有分布。

功效：清热解毒、消肿、健脾、止血。

19. 九子不离母

佤音：伦木白

汉名：九子不离母、黄药子

基原：薯蓣科薯蓣属植物 Dioscorea bulbifera L. 的块根、果实。

药用部位：块根、果
实。

采收季节：秋冬季节。

加工：采收季节摘果挖
根，洗净、切片、晒干备
用。

产地：云南省大部分地
区均有分布。

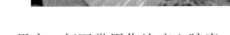

功效：根，消炎利水；果实，佤医常用作治疗心脏病。

20. 天南星

佤音：嘎

汉名：天南星

基原：为天南星科植物天南星Arisaema erubescens（Wall.）
Schott.的块茎。

药用部位：块根。

采收季节：秋冬季节。

加工：采收季节采挖，
去泥，洗净，切片晒干备
用。

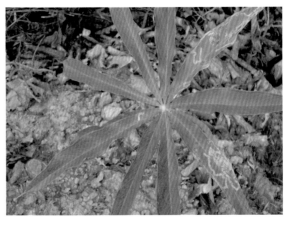

产地：云南全省各地。

功效：燥湿化痰、消肿
止痛、祛风止痉。

21. 马尾黄莲

佤音：聂够西良

汉名：马尾黄莲

基原：为毛茛科唐松草属植物Thalictrum reticulatum Fr.的

根。

药用部位：根。

采收季节：秋冬季节采挖。

加工：采收季节挖根去泥洗净切片晒干备用。

产地：云南省各市、州石灰岩灌木丛或草地均有分布。

功效：清热解毒、消炎。

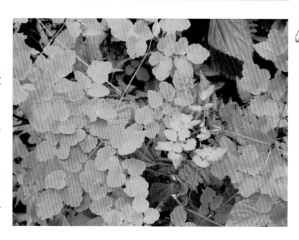

22. 含羞草

佤音：日母盖

汉名：含羞草

基原：含羞草科含羞草属植物 M imosa pudica L. 的根。

药用部位：根。

采收季节：每年 8～10 月采挖。

加工：采收季节采挖，去泥、洗净、晒干备用。

产地：云南南部各州、市均有分布。

功效：清火解毒、利水消肿、定心安神、消炎止痛。

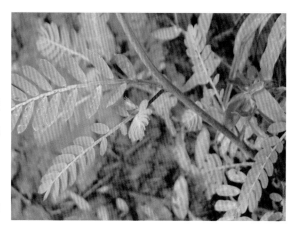

23. 雷斧

佤音：煤塞

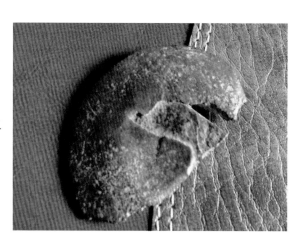

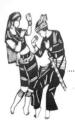

汉名：雷斧

注：此物为打雷时佤医搜寻来的陨铁，常用来祛除病邪。

24. 姜

佤音：西给

汉名：姜或生姜

基原：为姜科姜属植物 Zingiber officinale Rosc. 的根状茎。

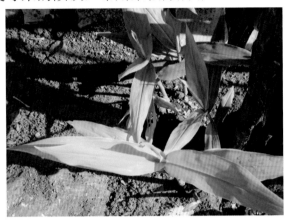

药用部位：块根。

采收季节：秋、冬季节采挖。

加工：鲜用或采收季节采挖，去泥、洗净、切片、晒干备用。

产地：云南全省各市、州均有分布。

功效：温胃和中、发表、散寒、止呕、解毒。

25. 爬树龙

佤音：嘎国哎

汉名：爬树龙、过江龙

基原：为天南星科崖角藤属植物 Rhaphidophora decursiva（Roxb.）Schott 的根、茎。

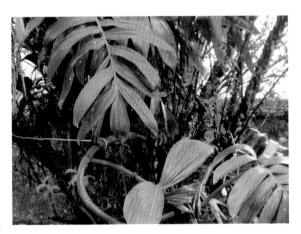

药用部位：根、茎。

采收季节：全年均可采集。

加工：切片、晒干备用。

产地：云南热带、亚热带地区均有分布。

功效：活血散瘀、祛风除湿、消肿、止痛。

26. 灯台树

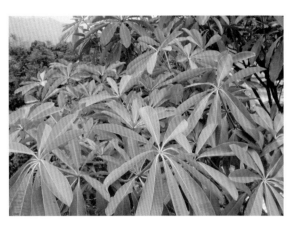

佤音：考种别

汉名：灯台树、大树理肺散等

基原：为夹竹桃科鸡骨常山属植物 Alstonia scholaris（L.）R.Br.的叶枝、树皮。

药用部位：叶，细茎，树皮，根皮。

采收季节：全年均可采收。

加工：摘叶晒干备用。细茎、根皮切片、晒干备用。

产地：云南南部大部分州、市均有分布。

功效：镇静止咳、解毒退热、平喘、消炎。

27. 玉叶金花

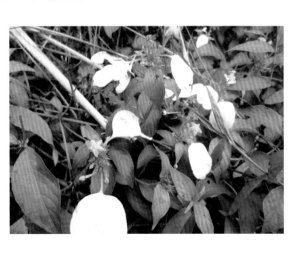

佤音：呆布把

汉名：玉叶金花

基原：为茜草科玉叶金花属植物Mussaenda pubescens Ait.f. 的根、茎。

药用部位：根、茎。

采收季节：全年均可采集。

加工：选择晴天，挖根去泥、洗净，切片、晒干备用。

产地：云南省大部分市、州均有分布。

功效：消炎止痛、凉血解毒、止泻。

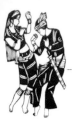

28. 小响铃

佤音：兰落下

汉名：小响铃、狗响铃

基原：为蝶形花科野百合属植物 Crotalaria albida Heyne 的全草。

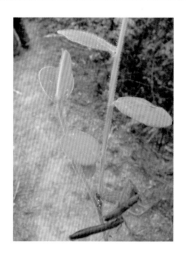

药用部位：全草。

采收季节：夏秋季节采收。

加工：切片、晒干备用或鲜用。

功效：清热敛肺、止咳化痰、定喘、消炎利尿。

29. 小红蒜

佤音：西霍饶

汉名：小红蒜

基原：为鸢尾科香雪兰属植物 Eleutherine plicata Herb. 的根。

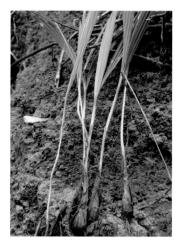

药用部位：根。

采收季节：每年5、6月份采收采。

加工：鲜用或切片备用。

功效：补气补血。

30. 苏木

佤音：考示达林

汉名：苏木

基原：为苏木科苏木属植物 Caesalpinia sappan L. 的茎干。

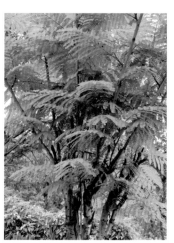

药用部位：茎。

采收季节：全年均可采收。

加工：茎切片晒干备用。

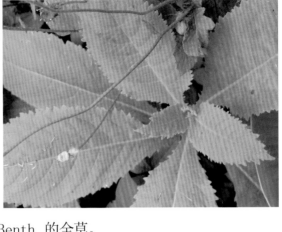

产地：云南省各市、州均有分布。

功效：活血化瘀、消肿止痛。

31. 臭灵丹

佤音：阿都

汉名：臭灵丹

基原：为菊科四棱锋属植物 Laggera pterodonta（DC.）Benth. 的全草。

药用部位：全草。

采收季节：秋冬季节采收。

加工：鲜用或切片晒干备用。

产地：云南大部分州、市均有分布。

功效：清热解毒、消炎止痛。

32. 臭牡丹

佤音：考拉龙母

汉名：臭牡丹、白花臭牡丹

基原：为马鞭草科桢桐属植物重瓣臭牡莉 Clerodendrum chinense （Osfeck）Mabferlley 的全株。

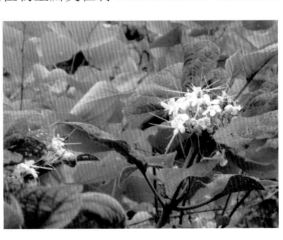

药用部位：根、茎、叶。

采收季节：夏季采叶，秋季挖根。

加工：挖根去泥洗净，切片晒干备用。茎、叶洗净、切片、晒干备用。

产地：云南省大部分市、州均有分布。

功效：消火解毒、消肿止痛、通乳下乳、行气消胀、消炎利尿。

33. 血满草

佤音：拉惹男母（日布则坑）

汉名：血满草

基原:为忍冬科接骨木属植物Sambucus adnata Wall.exDC.的全草。

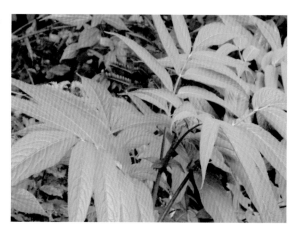

药用部位：全草。

采收季节：秋季采挖。

加工：洗净切片，晒干备用。

产地：云南省大部分地区均有分布。

功效：祛风除湿、活血散瘀、强筋骨。

34. 青蒿

佤音：拉昔别龙

汉名：青蒿、蒿子等

基原：为菊科蒿属植物Artemisia apiacea Hance的全草。

药用部位：全草。

采收季节：夏、秋季节均可采收。

加工：鲜用或切片、晒干备用。

产地：云南全省各地均有分布。

功效：清热解毒、消炎止痛。

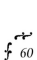

35. 佤族药小芦苇

佤名：边木国儿

汉名：竹叶兰

基原：为鸭跖草科水竹叶属植物Murdannia divergena（C.B.Clarke）Bruckn.的全草。

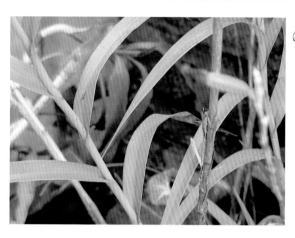

药用部位：全株。

采收季节：春、夏两季。

加工：全草切片晒干备用。

本品为佤族常用特色药物之一，是兰科植物，主要用于治疗肝炎等病。

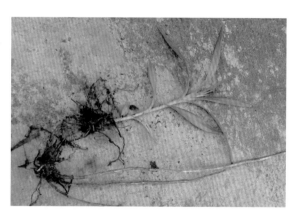

36. 朝天罐

佤音：张拽白

汉名：朝天罐

基原：为野牡丹科金锦香属植物Osbeckia chinensis L.的根。

药用部位：根。

采收季节：秋、冬季节采挖。

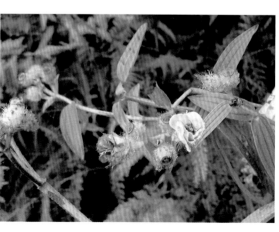

加工：挖根去泥，洗净切片备用。

产地：云南全省大部分地区均有分布。

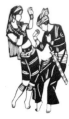

功效：收敛止泻、止血、祛瘀消肿。

37. 红杆草

佤音：日布饶

汉名：红杆草、水豆瓣等

基原：为千屈菜科植物 Rotala rotundifolia（Buch. Ham.）Koehne 的全草。

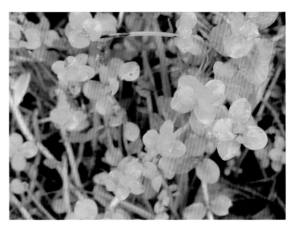

药用部位：全草。

采收季节：全年均可采收。

加工：鲜用或切细晒干备用。

产地：云南全省各地州、市均有分布。

功效：风寒感冒、化湿。

38. 犁头草

佤音：日布饶别

汉名：犁头草、地丁草

基原：为堇菜科堇菜属植物 Viola betonicifolia smith. 的全草。

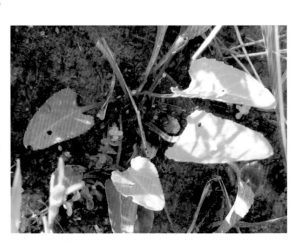

药用部位：药用全草。

采收季节：全年均可采收。

加工：采收洗净晒干备用。

功效：舒筋活血、燥湿杀虫。

39. 杏叶防风

佤音：日布桑朵

汉名：杏叶防风

基原：为伞形科茴芹属植物 Pimpinella candolleana Wight & Ayn. 的全草。

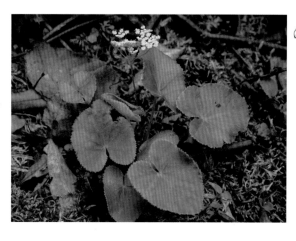

药用部位：药用全草。

采收季节：秋冬季节采收。

加工：采收洗净切碎晒干备用。

产地：云南省南部各州、市均有分布。

功效：祛风除湿。

40. 滇橄榄（余甘子）

佤音：西灭

汉名：滇橄榄（余甘子）

基原：为大戟科植物余甘子 Phyllanthus emblica Linn. 的果实、树皮、根。

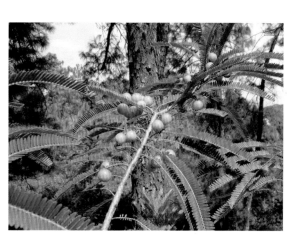

药用部位：果实、树皮、根。

采收季节：果实秋冬季采集。根、树皮全年可以采集。

加工：鲜用或切片晒干备用。

产地：云南省南部大部分地区均有分布。

功效：消食健胃、生津止咳，收敛止泻、稳定血压。

41. 美登木

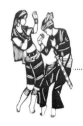

佤音：考麻国工

汉名：美登木

基原：为卫矛科美登木属植物 Maytenus austyo—yunnanensis S.J.Peiet Y.H.Li 的全株。

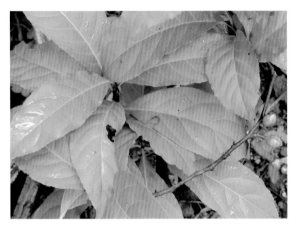

药用部位：全株。

采收季节：秋季采收。

加工：采收洗净，切片晒干备用。

产地：云南省普洱市、临沧市、西双版纳州等市、州有分布。

功效：清热解毒、消肿止痛。

42. 白花丹

佤音：日布努白

汉名：白花丹

基原：为蓝雪科蓝雪属植物 Plumbago zeylanica L 的全草。

药用部位：药用根或全草。

采收季节：全年均可采收。

加工：鲜用或洗净、切片、晒干备用。

产地：云南省南部各州、市均有分布。

功效：舒筋活血、散瘀消肿、祛风解毒、消炎止痛。

43. 红豆杉

佤音：考西爷

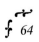

汉名：红豆杉

药用部位：全株。

采收季节：全年可采集。

加工：采收、洗净、切片、晒干备用。

产地：云南省西部。

功效：利尿消肿，治疗肾脏病、糖尿病、肾炎浮肿、小便不利、淋病等。温肾通经，治疗月经不调、产后瘀血、痛经等。

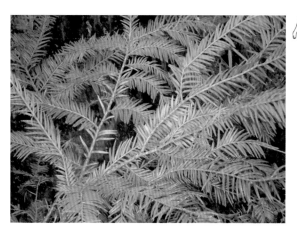

44. 七叶莲

佤音：考稿嘎

汉名：七叶莲

基原：为五加科鹅掌柴属植物 Schefflera elata（Bl.）Harms 的全株。

药用部位：全株。

采收季节：全年均可采集。

加工：采收洗净，切片、晒干备用。

功效：散瘀消肿、止痛。

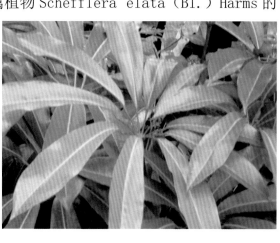

45. 土沉香

佤音：考西娘上

汉名：土沉香、白木香

基原：为瑞香科沉香树植物 Aquilaria sinensis(lour.)Gilg 的全株或树脂。

药用部位：药用树脂或全株。

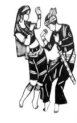

采收季节：全年均可采收。

加工：药用树脂提取或洗净切片晒干备用。

产地：云南省南部的普洱市、临沧市和西双版纳州等有野生分布。西双版纳州和普洱市有人工栽培。

功效：健脾益肾、理气止痛、收敛驱风。

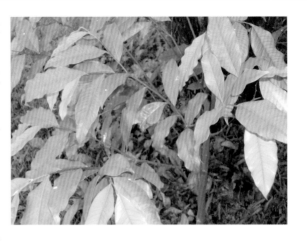

46. 马利筋

汉名：马利筋

基原：为萝藦科马利筋属植物Asclepias curassavica Linn. 的全草。

药用部位：药用全草。

采收季节：秋冬季节采收。

加工：采集洗净、切细、晒干备用。

产地：云南省南部各地州、市均有分布。

功效：活血化瘀、消炎止痛、止血。

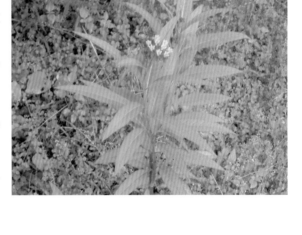

47. 紫蓖麻

佤音：考国丫

汉名：紫蓖麻

基原：为大戟科蓖麻属植物Ricinus communis L.的茎叶、根、种子。

药用部位：茎、叶、根、种子。

采收季节：药用种子，秋冬季节采收晒干备用。茎、叶和根现采现用。

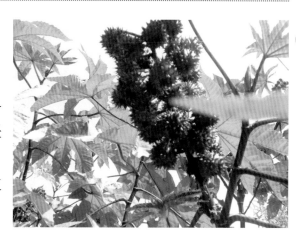

加工：种子采收晒干备用。茎、叶和根鲜用（现采现用）。

功效：消肿、止痛、拔毒、催产。

48. 曼陀罗

汉名：曼陀罗、大花曼陀罗

基原：为茄科曼陀罗属植物 Datuya arboyea（Linn.）Steud. 的根、叶。

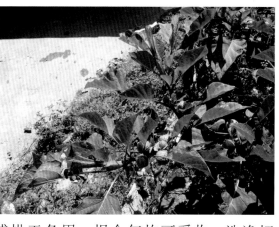

药用部位：药用根、叶。

采收季节：叶，七、八月采收。

加工：叶，采收后晒干或烘干备用。根全年均可采收。洗净切片，晒干备用。

产地：云南省全省各地均有分布。

49. 小驳骨

佤族名：蛇兰

汉族名：小驳骨

基原：为爵床科驳骨草属植物 Gendarussa vulgaris Nees 的全株。

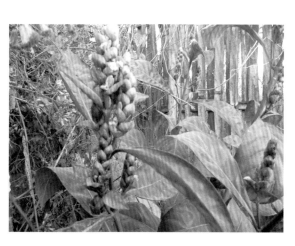

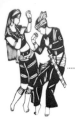

药用部位：药用全草。

采收季节：夏秋季节采收。

加工：采收洗净切细、晒干备用。

产地：云南省南部各地州、市均有分布。

功效：散瘀消肿、止痛。

50. 牛尾巴蒿

佤音：日布西达莫外

汉名：牛尾巴蒿、扫把
（帚）茶

基原：为唇形科香菜属植
物Plecyranhus tetnifolius
D.Don 的全草。

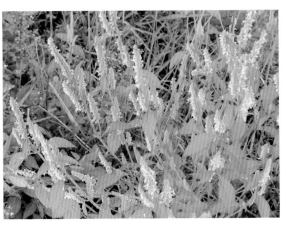

药用部位：药用全草。

采收季节：秋季或全年均可采收。

加工：采收洗净、切细、晒干备用。

产地：云南省全省各地均有分布。

功效：清凉解毒、消炎止痛、利咽、通淋。

51. 枇杷树

佤音：考宰

汉名：枇杷树

基原：为蔷薇科枇杷属
植物 Eriobotrya japonica
（Thunb.）Lindl.的叶、果
实。

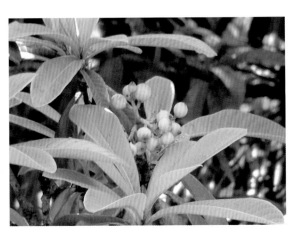

药用部位：叶、果实。

采收季节：果实每年五、
六月份。叶全年均可采收。

加工：鲜用或洗净，晒干备用。

功效：化痰止咳、和胃降气。

52. 歪叶子兰

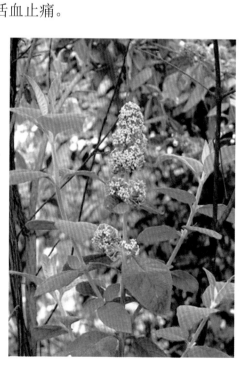

佤音：日布莫

汉名：歪叶子兰

基原：为胡椒科胡椒属植物 Piper boehmeriflium var. tonkinense C.DC. 的全草。

药用部位：药用全草。

采收季节：全年可采。

加工：鲜用或洗净切片晒干备用。

产地：云南南部各州、市均有分布。

功效：散寒除湿、温经通络、活血止痛。

53. 密蒙花

佤音：日布儿笔

汉名：密蒙花、染饭花等

基原：为醉鱼草科醉鱼草属植物 Buddleja officinalis Maxim 的花。

药用部位：药用根、叶和花。

采收季节：花，春季采收。叶，全年均可采收。

加工：在花未全部开放时，摘下花蕾、花和叶晒干备用。根，全年可采挖，去泥、洗净、切片晒干备用。

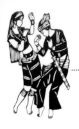

产地：云南全省各地州、市均有分布。

功效：清肝明目、养血退翳、祛风凉血。

54. 金银忍冬

汉名：金银花等

基原：为忍冬科忍冬属植物木质藤本植物 Lonicera maackii(Rupr.)Maxim. 的花蕾、全草。

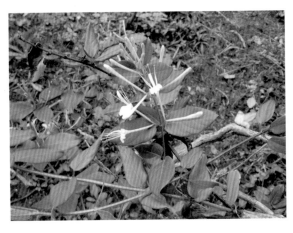

药用部位：花蕾、全草。

采收季节：花，三、四月采收。其他部位，全年可采收。

加工：花蕾，捡出叶等杂物之后，晒干或烤干，装袋备用。枝叶，洗净切细，晒干或烤干，装袋备用。根，挖出，去泥，洗净，切细，晒干或烤干，装袋备用。

产地：云南全省大部分州、市均有分布。

功效：清热解毒，主治各种感染性疾病。

55. 蒲公英

汉名：蒲公英、地丁草、小菜花

基原：为菊科蒲公英属植物 Taraxacum mongolicum Hand.-Mazz. 的全草。

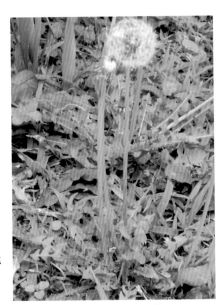

药用部位：全草。

采收季节：秋冬。

加工：全株挖出或拔出，去泥、洗净，切细、晒干或烤干备用。

产地：云南全省均有分布。

功效主治：清热解毒、散结消肿、利尿、催乳。主治乳腺炎、胆囊炎、淋巴腺炎、急性扁桃体炎、急性支气管炎、目赤肿痛等。

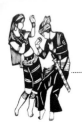
第七章　佤族民族民间单方验方和秘方

1. 金银花、车前草、努嘎（佤音）

水煎服，1日3次，治疗流行性感冒。

2. 考中别（佤音，汉名灯台树）、通光散、考土（佤音，汉名十大功劳）

水煎服，1日3次，治疗咳嗽。

3. 马力嘎叶尖尖3片，蒿子叶嫩尖3片。

鲜叶嚼服治疗痢疾。

4. 小葫芦根，不能成长为竹子的烂竹笋根

二药反复煎服，治疗骨质增生性疾病。

5. 回心草、马蹄香、天麻、猪心

诸药以水煎，红糖为引，治疗心脏病，1日3次，连服3天。

6. 小白及、黄芩、理肺散、舌胆草、龙胆草、白虎草、三棵针、叶芽一枝蒿、大百部

煎服，连服半年，治疗肺结核。

7. 马鞭草、通光散、臭灵丹

三药开水泡服，治疗气管炎。

8. 烂巴蕉根、大芦苇根

二药煎煮，药汁内服、外擦治疗蛇咬伤。

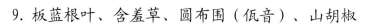

9. 板蓝根叶、含羞草、圆布围（佤音）、山胡椒

诸药捣烂，布包后外敷，部位小腹。治疗妇科化脓性炎症如宫颈糜烂等。3天换药1次，包敷7～15天即可。

10. 鸡棕根、长命草、紫金龙

三药煎服半月，1日3次，治疗风湿性心脏病。

11. 马鞭草、土茯苓、仙鹤草、西蒂（佤音薏仁米根）、狗响铃、茅草根、金钱草

水煎服，治疗肾炎。

12. 草果、臭灵丹

草果捣烂后，配臭灵丹开水泡服退热、降火。

13. 半截藤、考土（佤音十大功劳）、大黄连、板蓝根、白虎草、白头翁、龙胆草

水煎服，治疗黄疸型肝炎，1日1剂，分3次，连服3～4周可愈。

14. 首乌、猪脚、猪心

水炖服，治疗少年白发、脱发。

15. 拉露瓦（佤音、汉名臭牡丹）、米酒5毫升、鸡蛋1个

用水煎煮，长期服用治疗高血压。

16. 烂芭蕉根、多依树尖、打不死

三药捣烂外敷治疗皮肤烧伤。

17. 半截藤、丹拽（佤音、汉名野牡丹）

水煎服，治疗肝炎。

18. 接骨丹、隔夜找娘、树葱、刺桐树、血满草、伸筋草

水煎服，治疗骨折内服方。

19. 砂仁、胡椒、生姜

研粉吞服治疗骨寒、恶心欲吐。

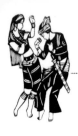

20. 柴胡、枳壳、半截藤、珍珠草、茵陈、板蓝根

水煎，长期服用治疗乙肝。

21. 烟锅屎、火灰

开水兑服，治疗食物中毒。

22. 十大功劳、七叶一枝花、贝母

研粉兑开水内服，治疗肺结核。

23. 车前草、蜂蜜

车前草捣烂取汁，拌蜂蜜兑温水内服治疗膀胱炎。

24. 刺天茄（果实）

刺天茄捣烂后用火烘烫，加入少许牛油拌匀，包成烟条后抽吸治疗风火牙痛。

25. 核桃树皮、刺桐树皮

与水煎煮取汁，外洗治疗牛皮癣及各种皮肤瘙痒症。

26. 通光散、小理肺散（地胆头）、大树理肺散

水煎服，治疗小儿肺炎。

27. 树磨芋、郁金、糯米藤、大麻药

捣烂外敷治疗骨结核。

28. 聂玲来母（佤音，汉名紫金龙）、大叶子兰、小叶子兰

煎煮取汁内服，同时外洗患处，治疗风湿。

29. 番木瓜树根

长期水煎服，治疗慢性胃炎。

30. 野芝麻、通光散、黄果皮、肉桂、理肺散、香椿树皮

水煎服，治疗肺炎、咳嗽。

31. 紫兰花、小铜锤、打不死

三药捣烂外敷患处，治疗跌打扭伤。

32. 四块瓦、狗茄子根、地朝阳、黑胡椒为引

水煎服退热。

33. 刺天茄根、土黄姜、铜丝（适量）

长期煎服，治疗黄疸型肝炎。

34. 血风草、丁香根、钩藤、大麻菜、肉桂、老瓦草

煎煮取汁，熏蒸泡澡，用于产后保健及皮肤病。

35. 香草、藿香、黄姜、黑姜、叠母荣（佤音九子不离母）、水菖蒲

佤族常用产后内服预防产后病。

36. 红蒜

炖猪脚长期服用治疗贫血、产后虚证。

37. 半截藤

煎煮取汁，内服及外洗阴部，治疗妇科炎症。

38. 盐酸树（盐肤木）根

煎服，治疗毒蛇咬伤。

39. 狗响铃、小铜锤、小苦菜、白胡椒（3～7粒）

水煎服，治疗肾结石。

40. 通光散、冰片叶、大理肺散、小理肺散、桉树皮

水煎服，预防感冒。

41. 染饭花

每年煎服1～2次，对肝炎有预防作用。

42. 香香菜、胡椒粉

香香菜炒鸡蛋拌少许胡椒粉治疗白带多。

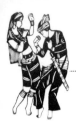

43. 山乌龟适量，山胡椒根、盐酸树根

水煎服，治疗胃病。

44. 七叶一枝花

研粉吞服或煎煮服汁解药物中毒。

45. 大荨麻根，胡椒三粒为引

煎服，治疗皮肤瘙痒。

46. 柴胡、玉米棒（红色）

柴胡煎汁后，将玉米棒烧糊后浸入药液，内服治疗鼻衄。

47. 小白及、肉桂、黄果皮、蜂蜜

诸药煎煮，纳入少许冰糖或红糖为引，治疗咳嗽。

48. 日不拉昔吻（佤音，治名：白花蛇方草）、小白及、叶子兰

水煎服，治疗胃炎、溃疡。

49. 螺师、螃蟹、水芹菜

水煎服，治疗高血压。

50. 小红参、山胡椒，红糖为引

水煎服，治疗月经不调。

51. 山乌龟、石灰

山乌龟捣烂后，二药用水混匀，用纱布包，外擦治疗破伤风。伤口破损处不擦。

52. 青蒿根、车前草

水煎服，红糖为引，治疗疟疾。

53. 鸡翅根、猪脚

炖服，治产后补虚。

54. 小红参、鸡血藤

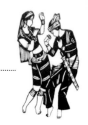

二药煎服补血，对血小板减少有良好治疗作用。

55. 七叶一枝花、百部、土茯苓、槲板归

水煎服，治疗各种过敏。

56. 娘母良（汉名：中华远志）

泡酒，治疗阳痿。

57. 青叶胆、柴胡、过路黄

水煎服，治疗胆囊炎。

58. 黑篙子、黄果叶、白胡椒、火药、生姜

煎水外敷，治疗风湿疾患。

59. 百部、猪尿泡（含少量尿液）

把百部装入猪尿泡内，扎紧，煎服治疗肾炎。

60. 小红参、回心草、碾砂、猪心

水煎服，治疗心脏病。

61. 土党参、天麻、三七、大双钩、野三七、马蹄筋、鸡矢藤、祛山风、娘母良、松尖。

水煎服，治疗瘀血、血管堵塞。

62. 十大功劳、考西果、青叶胆、锅铲叶、车前草、龙胆草、白花蛇舌草、小丁香、小芦苇。

水煎服。治疗结核病、乙肝、肝硬化。

63. 芭蕉树（挤汁）、老墙土、红薯叶、茴香、重楼、红糖水冲汁，过滤后喝。可致呕吐（引吐排毒）、解毒（农药等）。

64. 解酒：樱桃树皮或葛根。

65. 止渴（口水多）：萝卜、黄姜。

66. 妊娠期补钙：吃土（观音土）。

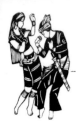

67. 牙痛：石灰。

68. 全身麻木：火灰、狗闹花（滕）。

69. 艾滋病：金钢钻。

70. 风湿性关节炎：紫蓖麻叶、臭灵丹、黄姜、香茅草切细，捣碎，用量小时，放入锅中炒热，敷在患处，外包纱布。用量比较大时，用一片较大的紫蓖麻叶包好，放入热火灰中灼热，取出后，敷在患处，外包纱布。

71. 皮肤过敏：野油菜（蒸过后滤水）擦洗。

72. 风湿：大麻疙瘩、鱼子兰（半边叶）、血藤。

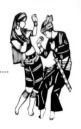

第八章 典型的医案择录

案例一：用佤式按摩结合药物治疗中风偏瘫

以课题组亲身经历的一个真实的案例为例：2009年11月，课题组赴临沧市沧源县采访佤族民间医生田华昌。田医生对我们的到访很高兴，正准备带我们到山上采药，这时来了一位患者（自称是沧源县民族歌舞团演员），称：早上晨跑，跑了一会儿，突然感到下肢失去了知觉，因此，请人将其送佤族民间医生田华昌处，请求治疗。田医生首先弄来一盆栗炭火，提高室内的温度。之后，按摩患者下肢，再后，使用"看米"的方式为其诊断，看其（患者）惹了哪一路神仙。最终，该患者看了十副药，离去。三天后，该患者称其已痊愈。

案例二：佤药治疗疔痈疮毒

何某，50岁，屁股生两疔疮，疼痛不堪，坐卧不安。使用西药治疗长久不愈，医生建议手术切除。何某不愿施以手术，抱着试一试的态度，求佤族医生岩南施治。岩南医生使用熊胆（医药公司购买）、配上血竭等中药材泡酒喝。一星期后，疼痛消失，疔疮痊愈。

案例三：佤药治疗小儿夜尿

王某，6岁，体弱多病，经常尿床，使用很多方法无法治愈。经课题组介绍，使用佤族民间常用药方：土三七炖猪肉，连吃3天，症状

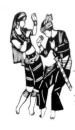

消失。连吃一星期后，王某尿床症状 3 年内未见复发。

案例四：解毒药方

李某，与丈夫吵架，心里想不通，一气之下喝了农药。恰巧碰上佤族医生田华昌使用佤族医药方法施治。组方：芭蕉树（挤汁），老墙土、红薯叶、茴香、重楼、红糖水。冲汁，过滤后喝。喝汁之后，导致呕吐，成功排毒，挽救了李某的生命。

案例五：佤药医治外伤痊愈时皮肤瘙痒

张某，骑摩托车不小心，致开放性骨折，伤口愈合时，受伤部位瘙痒难忍，佤族医生岩多，使用秘方，搽擦患处，瘙痒立止。药方：采摘野油菜鲜品，进行蒸馏，用蒸馏水搽擦患处。

案例六：七叶一枝花治毒疮

洪某，13 岁，脚生毒疮，疼痛难忍，行走不便。佤族民间医生岩南使用新鲜七叶一枝花块根，在瓦片上磨汁，然后将磨出的七叶一枝花汁与酒混合，搽擦毒疮，1 日 3 次。一星期后，毒疮消失。

案例七：巧用灯台叶治咳嗽

张某，感冒，咳嗽，长时间不愈。佤族医生田华昌，先用晒干的灯台叶施治，第一次使用后效果不佳；再去田医生处看病，田医生将灯台叶稍炒一下，又叫张某回去煎药加酒引喝下，张某照办，医治效果还不太尽如人意，再次请田医生帮看病。田医生使用同样的药方，只是将灯台叶炒得更焦些，叫病人回去煎了喝，病人的咳嗽病终于治好了。

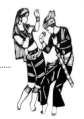

案例八：肾结石药方

李某，42 岁，经医院诊断患肾结石，使用很多方法无法将结石排出。使用佤族排石组方：野芦谷根、冬瓜皮、铁线蕨等加玉米须引，煎服 3 副药后，疼痛减轻，症状出现明显好转。坚持服用半月后，排出细砂状的结石，成功排出了体内顽固的肾结石。

案例九：治黄疸性肝炎方

使用丝瓜花 50 克，去除花蕊，洗净，煮沸 3 分钟后，纱布过滤，用滤液煮鸡蛋，日服两次，长期食用，可治黄疸性肝炎。

案例十：治水疱型、脚趾间糜烂型足癣药方

岩某，患水疱型、趾间糜烂型足癣多年，脚上、趾间经常有小水疱，水疱开裂后，趾间糜烂，痛痒难忍。使用佤族民间医生郭忠祥提供的药方，使用一段时间后，足癣自愈。组方：车前草 100 克，倒钩草 100 克，鹅不食草 100 克，千里光 200 克，万年青草 100 克。取上述鲜品，洗净，开水煎煮后浸泡患处，每日泡洗 1 次。半月为一疗程。

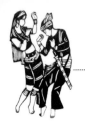

第九章 重要医药人员介绍

田华昌，男，佤族，75岁，云南省临沧市沧源县勐懂镇坝卡村人。

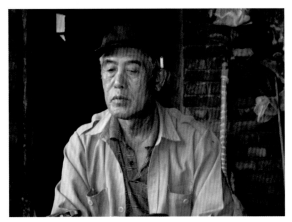

曾在县畜牧站工作。因家庭贫困，家中多人生病无钱医治，于1976年起开始自学医术，经过多年的钻研、探索，终于学会了医学，医治好家人的病。目前，成为在当地和国外（缅甸佤邦）小有名气的佤族医生。

主要擅长肝炎、结核等病症的医治。

魏华，男，佤族，1947年4月出生，云南省普洱市西盟县翁嘎科乡人。1962年读小学；1966年读西盟一中；1969年初中毕业；1969年9月至1971年3月代课；1971年4月至1976年4月在昆明当兵；1976年5月至1979

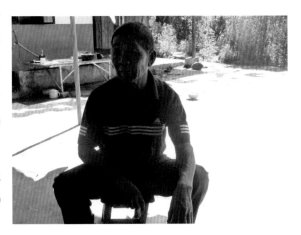

年当村医（曾在思茅地区中草药研究所培训6个月）；1980年到2003年11月在翁嘎科乡卫生院中医科工作；翁嘎科乡卫生院退休。

主要擅长医治风湿、跌打损伤等。

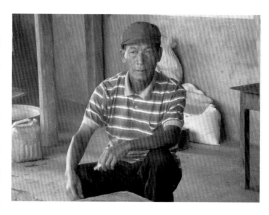

岩南，男，佤族，1949年3月7日出生，云南省普洱市西盟县中课乡班箐村10组人。1964～1968年小学；1969年在中课乡班箐村从医至今；1976年在思茅市医院学习；1974年在勐梭卫生院学习。从医30年，主要从事外伤、类风湿关节炎、中毒、胃病、生疮的治疗。

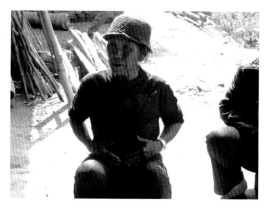

娜莫，女，佤族，云南省普洱市西盟县中课乡班箐村人，1949年出生。跟随长辈学医，当过赤脚医生。1975年开始学习医术。从医35年，小学文化。

主要擅长外伤、过敏性疟疾、疟疾、胃病的治疗。

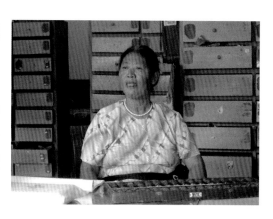

娜高，女，1950年生，佤族，云南省普洱市西盟县人。1968年9月从事赤脚医生工作；1970年从赤脚医生选送到云南中医学院学习中医，1974年毕业于云南中医学院；2000年退休于西盟县人民医院。从事民族医药、中医药工作。有丰富的中医药、民族医药工作经验。主要擅长诊治中医内科疾病。现自己开一诊所，利用中医药、民族医药，为患者服务。

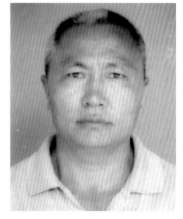

郭忠祥，男，佤族，1955年1月生，云南省澜沧县勐朗镇大林窝村人。初中文化程度（1971年初中毕业）。

从7~8岁开始师从父亲学习佤族医药。

主要擅长风湿关节炎、胃痛、皮肤病、青蛇咬伤等疾病的治疗。

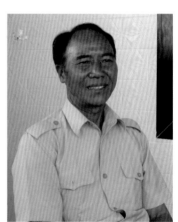

岩多，佤族，男，67岁，云南省普洱市孟连县景信乡勐柏村付恩上寨人。2000年5月于农业银行退休，1978年开始行医，会口功（拜师傣族），在梦里有人教，下乡时跟别人学习。

主要擅长接骨，治疗肺结核、肝炎等病。他常用药材有25种，这些药多为自己现采鲜用。

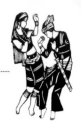

第十章 佤族医药传说与趣话

佤族医药的传统很多，在《司岗里的传说》中就有"寻找长生不老药"和"月亮偷走长生不老药"等传说。佤族民间也有"魔巴治病"的传说。而且，很多佤族的药物（植物）由于其独特的疗效，也有许多的趣事与传说。

1. "寻找长生不老药"的传说

据佤族的记事传说《司岗里的传说》，人类诞生的第八夜发生了"寻找长生不老药"的传说。

说到萨姆惹（佤族传世英雄）经受了地神的考验以后通过他不屈不挠的努力，地神终于被感动把太阳放回到天了。就这样，一轮火球重新又升起在宇宙间，光明又回到了大地上。世间万物重新又沐浴着太阳的光和热，大地上很快又恢复一派生机。就说那星星和月亮，它们也都回来了，它们又像以往一样在夜间为夜行者照明，一切又都恢复了正常，笑容又回到了人们的脸上。

萨姆惹一回来，人们把他当成了英雄。人们让他从此一辈子休息，不再劳作，而且把最好吃的东西先敬献给他。佤族的始祖达佤还杀牛杀羊为萨姆惹接风洗尘，并亲自为他招魂三天，后来还让他继承了大首领之位。

太阳重新回到天上以后，达佤和他的子孙在门高西爷一直过着快乐无忧的生活。那里四季如春，物产丰富，应有尽有。寨子旁边到处是香甜的瓜果，谁想吃伸手摘几个就行了。寨子外面，到处是飞禽走

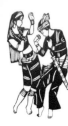

兽，谁想拿它们出去走几步就可以牵回来几头。早上，人们在空地上清闲地沐浴着阳光。白天，人们一起去准备他们爱吃的食物。黄昏，吃饱喝足的人们尽情地欢歌载舞。到了夜晚，他们成群地围在篝火边欢声笑语讲故事。每个人都感到这样活着是多么的幸福，他们认为人活着比什么都好。这个时候谁都没有想到一件事情，他们都认为自己将会永远地这样过下去，直到永远永远。

但是天神早就已经作了安排，他不想让人类又像以前两次一样很快又挤满了世界。他让一切生命都有一个不断轮回的过程，让新的生，老的死，没有的又生，新的又老，不断地轮回。而且他还让所有的生命都相互依存。生命的轮回是无法改变的了，谁都不可能改变天神的安排，就连地神也不能够改变。其实有一个轮回也好，这样每个人都可以经历一下从小到大、从大到老的生命历程。就算今生有一个什么遗憾，来生我们也会尽可能地去补偿。正因为天神有了安排，我们最尊敬的人，也就是我们的始祖达佤，有一天夜晚在火塘旁边睡觉以后再也没醒过来。开始的时候，人们还认为是达佤想睡觉不愿起来，可是到了吃饭的时候，人们再怎么叫他也没有醒来。几天过去了，人们不知道是怎么回事，他们就杀牛用牛血祭木鼓，用牛肉祭姆依吉，并问姆依吉，达瓦为什么不会醒过来。姆依吉终于托梦给他们告诉他们说："达佤已经死了，他再也不会醒过来了。我们都是天神和地神的孩子，你们就把送回到他们那儿去吧。"

达佤死了，所有人都伏在地上痛哭不止，因为他们都是达佤的亲人，因为他们再也看不见听不到他唱歌跳舞讲故事了。人们哭了好几天，每个人眼睛都哭肿了。送达佤的时候，人们不知道把他送到哪里去。他们分析了姆依吉的话，既然我们都是天神和地神的孩子，把达佤送到他们那儿去。天上我们上不去，大地就在我们脚下，所以他们就把达佤埋进了土里。从那以后，我们都把死人埋进土里，直到今天。

达佤死了以后，所有人都不像以往那么开心了。每个人都在考

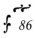

虑，人们是不是也会死去，人死去以后又会到什么地方，死是个什么样的感觉。后来又有人死去，人们见了更加担忧起来。他们又杀牛用牛血祭鼓，用牛肉祭姆依吉，然后敲起木鼓问姆依吉人是不是可以不死。姆依吉神托梦对他们说："每个人都将回到天神和地神的身边去。到了那里，你何去何从自有安排，这就要看你在世的时候是一个什么样的人。好人来生照样可以做人，坏人来生只能变牛马，任人骑，任人杀。要想长生不会死，除非世界上真的有'尼牙部落（myā bu lōg）'（傣语，意为长生不老药，后面用长生不老药）"

世上有没有长生不老药人们不知道，就算有，人们也不知道它在哪儿，它是一个什么样子，是个什么东西。后来有人梦见一位老人对他说："世上真的有长生不老药，但一般的人都不能找到，因为长生不老药就在太阳每天睡觉的地方，在太阳每天起床的地方。"

这个梦说出来以后，人们都认为肯定是姆依吉神在告诉他们长生不老药在什么地方，并要我们去取回来。最后人们在一起商量说："活着这么幸福、这么美好，如果我们能够永远生活在一起该多好。不管是不是梦，不管长生不老药是不是真的有，我们还是应该去找一找。找到了，我们就可以一起不老长生；如果没有，我们也死下心来以后不再胡思乱想。"

所有人都赞同派人去找长生不老药，但是他们开始为难起来，因为没有人见过太阳每天在什么地方睡觉，也不知道太阳每天在什么地方起床。如果要去找太阳每天睡觉的地方，他们就应该向西跟着太阳走。如果要去找太阳每天起床的地方他们就应该向东迎接太阳。但是他们认为，如果去追太阳，路就会更远，就像我们去追赶前面跑的东西很难追一样。如果去迎接太阳，路就会更近一些，就像我们相互迎面跑来会更快一样。最后他们还是决定向东去找太阳每天起床的地方，只有极少数的人坚持要向西跟着太阳去找太阳每天睡觉的地方。

人们要去找长生不老药，所有人心里都感到很激动。不管男女老幼，每个人都希望着自己也能够去。由于路途遥远，最后他们把老人

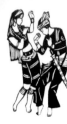

和小孩留下来，而所有的青壮年人，不管男女全部都去找长生不老药。为了不让大家太辛苦，也为了对付路上可能会发生的一切麻烦，人们分成三个队。第一队第一天出发，第二队第二天出发，第三队第三天才离开寨子。第一队走了一天就住下来，他们休息一天等第二队的到来。第二队到来以后第一队又出发，第二队又开始等第三队的到来。这样人们也就相距得不会太远，而且走一天休息一天也就不会太辛苦了。为了在回来的时候不迷路，每走到一个方，他们就会留下一两家人守在那里。

不知走了多少天，不知经历了多少风雨，人们终于来到了一个很大很大的水边，水大得看不到它的另一边，而且人们看见太阳正是从水里升起来的，所以他们认为太阳每天起床的地方肯定就是在水的另一边。人们砍来了很多竹子做起竹排来，然后他们划着竹排向太阳升起的地方划去。他们白天向前划十步，夜里风又把他们吹回九步，但是他们仍然还是不停地划，不停地前进。有时候风浪来了，有人被大浪卷走了，甚至竹排也被卷走了，死了很多人。而活着的人仍不断地集中在一起继续前进。

不知道他们划了多少个日夜，也不知道死了多少人，人们终于望见前面有一片陆地，太阳正是从那个地方冉冉升起来。眼看陆地就在前面，可人们还是一下子无法靠近它。不知道他们又划了多少天，他们才终于登上了那片陆地。那片陆地上应有尽有，有树木花草，也有飞禽走兽，可就是找不到任何人烟。正当人们准备继续前进的时候，天神突然出现在他们前面的山顶上，他高大得头都顶着天。天神大声对人们说："勇敢的人们，五谷就是长生不老药，长生不老药其实就在你们的身边。只要你一生为善一生勤劳，只要你随时去帮助别人，你永世都可以做人。你们回去吧，回到我为你们创造的家园，回到门高西爷去吧。"

天神说完就不见了，但是他给人们指点迷津，人们终于醒悟过来，所以从此更加辛勤地劳作，栽种五谷，团结互助。离开那片陆地的时候，有一对亲兄妹舍不得那里无限的风光，他们约下几个人留在了那里。据说那些人在那里生了很多的孩子，他们的后代永世都住在了那个地方。

2. "月亮偷走了长生不老药"的传说

据说在人类诞生之后的第九夜又发生了"月亮偷走了长生不老药"的传说。

长生不老药其实以前是有的，但是现在没有了。现在只有月亮才有这种药。那个时候，人们还住在门西高爷，那里已经有很多很多的人了。有那么两个人，一个叫萨姆茸，一个叫赛嘎，他们从小眼睛就瞎了。既然他们眼睛瞎了，这就说明他们已经不能种植粮食，不能够养活自己了。人们非常同情他们，大头人就叫他们轮流着到人家里去吃饭。所以两个人从小在一起，每天相互手牵着手从这一家到那一家去吃住。

萨姆茸的年纪大一些，赛嘎的年纪小一点，但他们不是亲兄弟。他们虽然不是亲兄弟，出于多年来相依为命，他们就像亲兄弟一样的相互关心，相互爱护。有一天，手牵着手摸着走路，不小心就走出了寨子。当明白已经走出寨子以后，他们已经迷失了方向，他们越想往寨子里走回来，结果就偏离寨子越远。他们一会儿往前走，一会儿转身往后找，转来转去反而转进了大森林深处了。

寨子里的人回来以后，他们根本想不到萨姆茸和赛嘎已经走出了寨子，他们都认为他俩也许到别人家里去了，就连他们自己家的人也不会想到，因为他们平常就不在家里。两个人在大森林里转来转去，累了，他们还可以休息一会儿；但是饿了渴了，他们就没有办法了。后来两个人开始叫喊起来，由于离寨子太远，加上在大森林里，根本没有人能听见他们的叫喊声。不过他们的叫喊声惊动了一棵大树上的乌鸦。听见乌鸦在树上叫得很凶，乌鸦的窝就在树上。萨姆茸就对赛嘎说："赛嘎，我们现在肚子里空空的，乌鸦的窝里也许有乌鸦蛋，

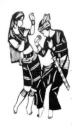

你在这里等我，等我爬到树上摸摸看，也许我能摸到几个蛋下来给我们吃。"

赛嘎听了对萨姆茸说："萨姆茸，我们一直做什么都是一起做的，去哪儿也是一起去的，要爬树我们还是一起爬吧。"

萨姆茸在前，赛嘎在后，两个人一起向树上爬去。萨姆茸爬不上去了，赛嘎就让他踩着自己的肩膀上帮他一把。萨姆茸爬上了树杈，就伸手拉赛嘎一把。爬到一个地方，那里正好有个树丫子，大树分成两个大树枝往上长，萨姆茸爬一支，赛嘎爬另一枝。赛嘎快爬到树顶上没有摸到鸟窝。萨姆茸刚伸手向鸟窝里摸去，他的右眼突然痒了起来，他就随意从鸟窝里面拿起一样什么东西擦眼睛，谁会想到一擦他的右眼就看得见眼前的东西了。萨姆茸感到很惊奇，他又用他手里的那个东西擦左眼，结果他的左眼也复明了。萨姆茸顾不上看乌鸦的窝里有什么东西，他就约赛嘎赶紧下树来。萨姆茸用他手里的东西也擦赛嘎的眼睛，赛嘎果然像他一样看得见眼前的一切了。原来萨姆茸在乌鸦窝里摸到的正是长生不老药。包括到现在，如果小乌鸦不小心从窝里摔下来折断了腿，乌鸦就会采一种草在小乌鸦的腿上一擦，小乌鸦的腿马上就会好过来，这种草正是世间最好的跌打损伤药。由于这种草只有乌鸦知道什么地方才有，所以一些没良心的人就会有意去找乌鸦窝，然后折断小乌鸦的腿和翅膀，等乌鸦拔草拿回来以后就把草拿走。

萨姆茸和赛嘎的眼睛好了以后，他们忘记了口渴，忘记了饥饿，两个人激动地相互拥抱在一起，又是哭又是笑的。一会儿萨姆茸和赛嘎仍然手牵着手回寨子，路上他们见到一只刚刚死去的马鹿，为了试一试他们拿到的药的效用，他们用它在马鹿身上擦了擦，马鹿果然又活了过来。马鹿活过来以后，它站起来对萨姆茸和赛嘎说："谢谢你们了，以后我会帮助你们的。"

马鹿说完以后就跑了。萨姆茸和赛嘎继续赶路往寨子方向走，走了会儿，他们又见到一只老虎的尸体已经开始腐烂了。为了检验药的效果，他们反复在老虎的身上擦了擦，老虎过了一会儿果然又睁着眼睛，又过了一会儿果然又活过来。老虎活了过来，他站起来对萨姆茸和赛嘎说："谢谢你们了，以后我会帮助你们的。"

老虎说完也跑了。萨姆茸和赛嘎继续赶路，回到寨子边，他们突然听到寨子里传来一片哭声。进到寨子里一打听，他们才知道是大首领的女儿死了。想到大首领平常很关心他们，而且他还叫人们不管他们到哪一家就由哪一家给他们提供吃住。再说，他们也经常听到人们都说大首领的小女儿是世界上最美丽的姑娘，所以他们很想试一下，看一看他们是不是能帮大首领把他的女儿救活。来到大首领的家里，他们就对大首领说："达，让我们试一试吧，也许我们能够把你的女儿救活过来。"大首领很喜欢自己的小女儿，他已经哭得嗓子都哑了。大首领一开始根本不相信他们，但看到他们真的能够看见东西了，所以就对他们这样说："我的女儿就是我的生命，如果你们真的能够把她救活过来，我就让她嫁给你们其中的一个人。"

萨姆茸和赛嘎听了就对大首领说："先让我们试试吧。如果你的女儿能够活过来，我们也会感到无比的幸福，但我们不会要求得到什么，因为以往你对我们实在太好了。如果我们能把她救活，就算是我们对你恩德的回报吧。如果她不能够活过来，也请你不要太伤心，等我们试了以后再说吧。"

大首领同意让萨姆茸和赛嘎试一试他们带的药，他们在姑娘的眼睛上擦了擦，姑娘的双眼果然睁开了。他们在她的鼻子上擦了擦，姑娘果然又有了呼吸。他们在她的脖子上擦了擦，姑娘的心又跳了起来，很快大首领的小女儿又活过来了。看到自己心爱的女儿活过来，大首领激动地抓着萨姆茸和赛嘎的双手说："作为一个首领我必须说话算数。现在我的女儿活过来了，这比一切都还重要。只要她活着，我一切都会满足你们的。现在她活了过来，我就必须把她嫁给你们其中一个人，你们说我要把她嫁给谁呢？"

萨姆茸听了回答说："赛嘎的年纪比我小，他比我年轻，就让你

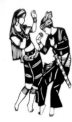

的女儿嫁给赛嘎更合适。"

赛嘎听了也说："萨姆茸的年纪比我大，多少年来一直是他关心我的，所以我一直把他当成我的亲哥哥一样。哥哥还没有成家，兄弟我怎么敢结婚呢，就把你的女儿嫁给萨姆茸吧。"

大首领听了赛嘎的话，他认为赛嘎说得有道理，所以就决定把小女儿嫁给萨姆茸，并杀牛杀羊为他们举行婚礼。萨姆茸成了家以后，他仍然叫赛嘎留在身边，要赛嘎和他们永远在一起，并且每天一起出门，一起回家。萨姆茸还把长生不老药交给妻子，要她随时带在身上保管好，并且对她说："像这样可以长生不老的药，平时不要轻易拿出来，以后人们有什么灾难，我们还可以拿来帮助别人，同时我们自己以后也用得着。"

赛嘎真的继续和萨姆茸生活在一起，而且他们仍然每天手牵着手一起出门，每天又牵着手一起回家，就像当初他们看不见的时候一样。他们上山打猎，他们救过的那只马鹿就会把很多猎物赶到他们面前来任他们捕猎。那些曾经收留过他们，帮助过他们的人，萨姆茸和赛嘎还把猎到的猎物送到他们家里去。人们都说萨姆茸和赛嘎就是因为良心好，他们知道回报别人的恩德，天神让他们找到了长生不老药，让他们终于见到了光明，见到了世界。

有一天萨姆茸和赛嘎又进山狩猎，回来的时候他们遇到了一群猎狗，他们只好扔下列岛的猎物爬到树上去。猎狗们很快把他们猎到的猎物吃光了，但它们仍不甘心，一直在树下转来转去守着他们。萨姆茸和赛嘎没有办法，只好躲在树上不下来。一直到半夜，一群老虎突然赶来把猎狗赶跑，萨姆茸和赛嘎才敢从树上爬下来。领队的那只老虎正是他们用长生不老药救过的那只，它们还把萨姆茸和赛嘎送到寨子边上才离开。也就在这一天晚上，人世间发生了一件非常重大的事情。

大首领的小女儿嫁给萨姆茸以后，由于是萨姆茸和赛嘎把她救活了过来，所以她对他们一直感恩戴德，特别对萨姆茸百般恩爱，百般依顺。加上平常听到别人夸萨姆茸和赛嘎，她更是心里甜滋滋的。每一天，她专门在家里烧火做饭，喂鸡喂猪，然后等着萨姆茸和赛嘎回来一起吃饭。这一天，她等啊等，可仍然不见萨姆茸和赛嘎回来，她实在心里很焦急，就爬到屋顶上去瞭望他们。月光下，她向四周张望，可仍然不见他们的身影，所以她就坐在屋顶上等着。不知等了多久。望不到萨姆茸和赛嘎的身影，她实在感到无聊，突然想起他身上带的长生不老药很久没看了，所以就取出来想看看它是不是还好，结果这一看就看出事情来了。

萨姆茸的妻子把长生不老药拿出来一看，正好被天上的月亮看见了。月亮趁她不注意，她手一伸就把药给抢走了。月亮把药一抢走，萨姆茸的妻子哭得死去活来。过了一会儿萨姆茸和赛嘎回到家里，她把一切经过告诉他们，他们就安慰她说："不用急，不用急，我们会想办法把它找回来的。"

人们知道月亮抢走了长生不老药，大家都主张想办法把药找回来。他们搭了一个很长很长的梯子，把梯子一直搭到了天上，然后他们叫猪上去把长生不老药要回来。猪不敢上去就对人们说："我宁愿你们把我杀了分我的肉吃，我也不会上去的。"猪这么说，人们从那时候只要过节就把猪杀了吃。

人们又叫水牛和黄牛上去把长生不老药要回来，水牛和黄牛不敢上去，它们说："我们宁愿一辈子为你们干活劳作也不敢上去。"水牛和黄牛这么说，人们从那时候就用它们耕田犁地，一直到今天。

人们又叫鸡上去把长生不老药要回来，鸡不想上去就回答说："我宁愿每天帮你们报时，叫你们起床，但是我不上去。"鸡这么说，从那以后它就每天给我们报时，告诉我们天快亮了。

最后人们对狗说："狗啊狗，你是我们人类最好、最忠实的朋友，还是请你到天上把长生不老药找回来吧。如果你把长生不老药找回来，以后我们有吃的，绝不会让你饿肚子，而且还要先给你吃。"一直到现在，我们要吃饭以前还得先喂狗。

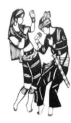

　　狗一直很听人的话，它听人们这样对它说，就顺着梯子爬上天去。狗爬了很久，好不容易爬到了天上，这时候发生了一件事情，结果让上天的那只狗永远回不来了。狗刚爬到天上，它正在和月亮交涉长生不老药的事情，一个叫"耶达尔（yīiex daeh，舂米婆）"的妇女，有一天正在舂米的时候她用力举起舂棒，不小心就顶着了天，一下子就把天顶高了。天一被顶高，梯子就塌了下来，结果狗就回不来了。看到梯子塌了，月亮就对狗说："狗呀狗，你想回去也回不去了。不如这样好了，你和我一起在天上，反正我们有长生不老药，它可以让我们起死回生。这样，当你肚子饿的时候，你就吃我好了。等你吃饱了以后，用药涂在我身上，我就会重新活过来。"

　　狗不听月亮的话也没什么办法，它也只有答应了月亮。从那以后狗一饿起来就吃月亮，它一吃就是十五天。吃完了以后它又用药涂在月亮的骨头上擦呀擦，月亮又重新长起来，也要十五天。反正狗想吃的时候就吃，吃饱了就用药擦。就像它吃的时候一样，它吃多久，月亮也要多久才长好。

　　狗吃月亮前前后后整整三十天，也就是我们说的一个月。不过有些时候狗突然饿起来，它张口就吃月亮，只是它又用药擦月亮的身子，月亮马上又长了出来，这就是人们常说的天狗吃月亮，也就是人们说的月食。我们仍然还可以见到天狗吃月亮的现象。天狗吃月亮一般不吉利，它预示的可能是一种灾难。为了不让这种灾难降到人们头上，当你看见天狗吃月亮的时候，你一定要叫几声狗，叫它不要再吃下去；或者鸣枪放炮，敲木鼓或竹筒将天狗追跑。这样月亮才会感激我们，保护我们的。当月亮圆的时候，你好好地看看月亮，月亮上面的那个像一棵树一样的东西，其实那不是什么树，它就是月亮曾经偷走的长生不老药。

　　3. 人类生育、繁衍的传说

　　话说人类从石洞里出来以后，佤族不晓得如何生娃娃。究竟如何

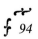

去繁衍后代，佤族的先民又去求教造人之神莫伟。碰巧莫伟喝多了酒，正在打瞌睡，就迷迷糊糊地告诉大家"让男人去生娃娃"。这是一个多么神奇、多么富有想象而又大胆的办法。不过，这样一来，可难坏了男人。男人们平时要打猎撵山、盖房子、砍木鼓，做的都是重体力活。在哪里可以怀娃娃、生娃娃呢？肚子里肯定不行，怀里揣上个娃娃咋好去干活？思来想去，男人们决定就在磕膝头（膝盖）上怀娃娃。九个月过去了，娃娃从男人的膝盖上生下来了。可是生出来的娃娃只有蟋蟀那么一丁点儿大，而且老是长也长不大。

"有一天，大人叫蟋蟀娃娃去守晒场，娃娃很听话，抬了一根竹杆就在篾笆旁边蹲着看晒场。天上的太阳火辣辣的，几只饿坏了的大公鸡'咯咯'地叫着跑来偷吃谷子，蟋蟀娃娃看见了，举起竹杆去打公鸡，公鸡不怕蟋蟀娃娃，但被蟋蟀娃娃打了一下，吓了一下之后，公鸡恼羞成怒，纵（跳）起来把蟋蟀娃娃啄死了。" 蟋蟀娃娃的爹妈很伤心，又去找莫伟，莫伟这才明白过来，让男人生娃娃原来是他酒醉后说错了话。于是他把错误改正过来，向女人们宣布："以后就由你们女人去生娃娃吧。"从此以后，怀孕生娃娃就变成女人的事了。

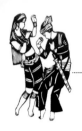

第十一章 研究工作掠影

一、瓦山风情

在佤山，一年四季，尤其是在秋冬两季，你都可以观赏到宛若仙境、如梦如幻的云海。每天，云海随着时辰和气温的变化而变化。日出前，它像一位身姿婀娜的少女躺在山下，纹丝不动，静如一汪清澈的湖水；早晨太阳冉冉升起，它开始慢慢起伏涌动，像少女舒缓地伸展手臂，任轻风舞弄着长裙；随着太阳升高，翻腾的云海一下子失去了少女恬静轻柔的美，犹如万马奔腾，海浪滔滔，前簇后拥；至中午便腾空而起，化为云絮了。它们像盈盈飞起的仙女，飘过山腰，飘离山顶，升上高空与白云浑然一体，在天地之间构成了一幅绮丽无比的天然画卷，是人们欣赏自然、领略佤山神韵的圣地。

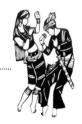

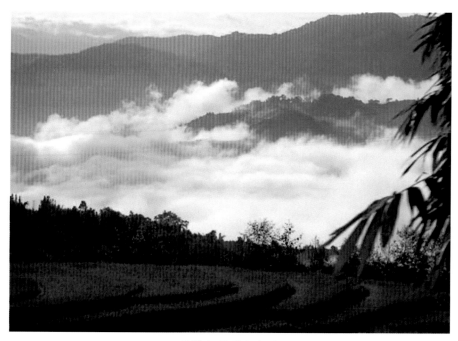

风景如画的阿佤山

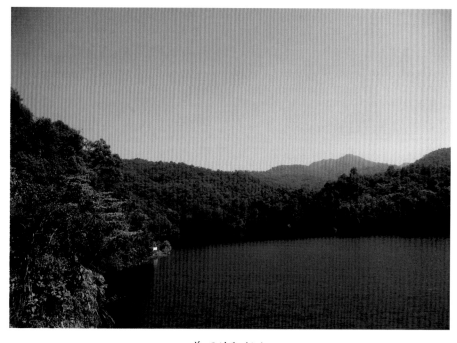

美丽的阿佤山

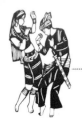
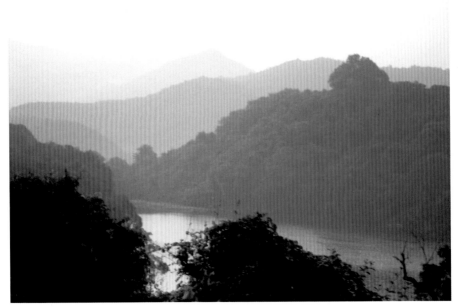

美丽的阿佤山

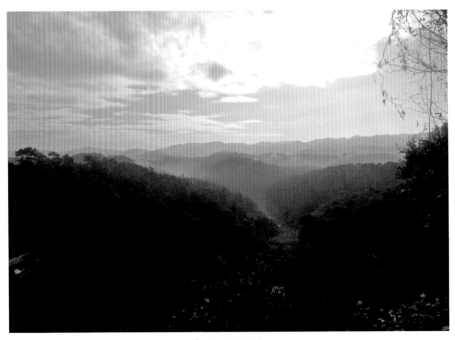

美丽的阿佤山

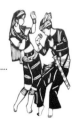

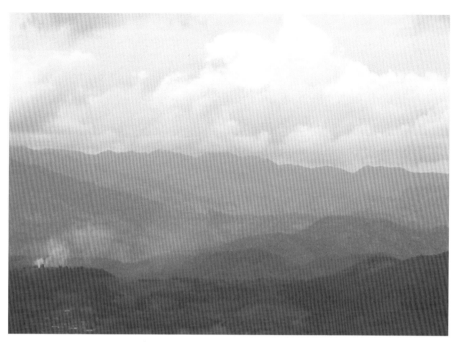

美丽的阿佤山

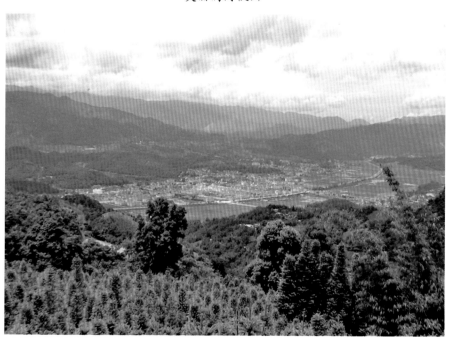

俯瞰佤乡（沧源）

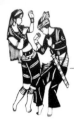

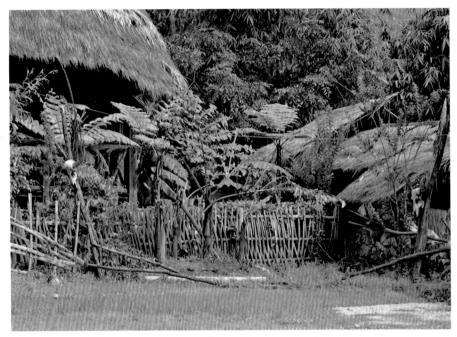

佤族居民

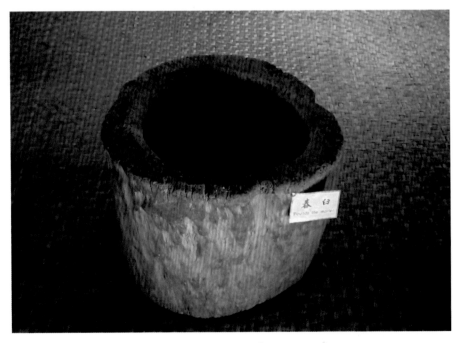

佤族生产工具（春臼）

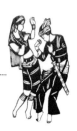

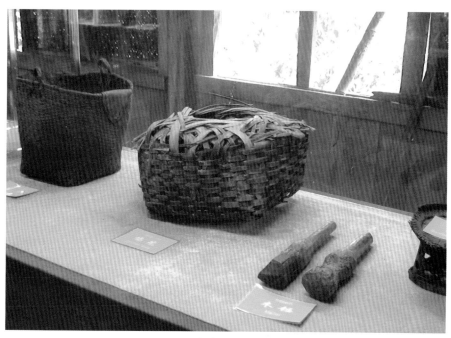

佤族生产和生活用具

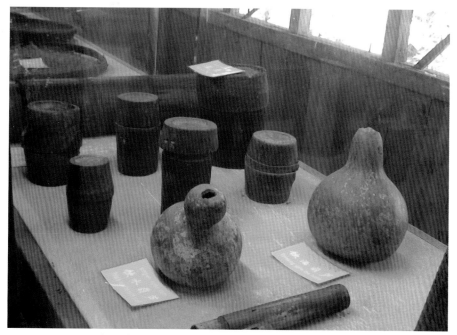

佤族生产生活用具

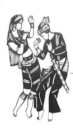

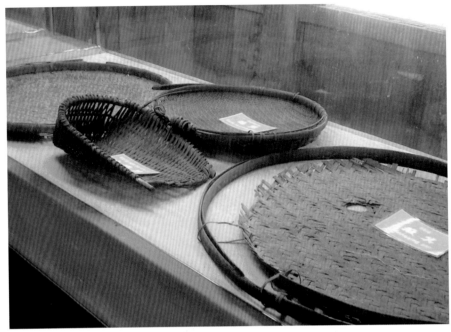

佤族生产和生活用具

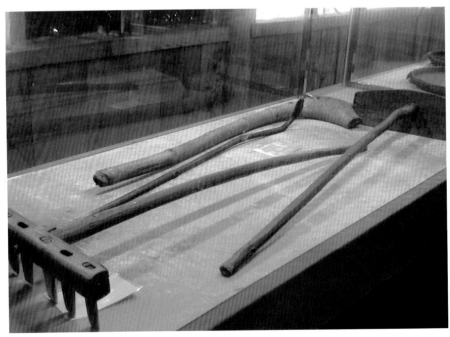

佤族生产用具

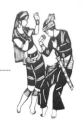

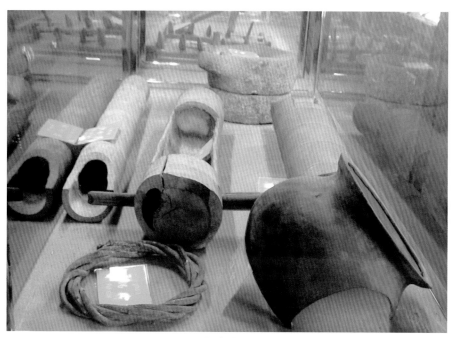

佤族生产生活用具

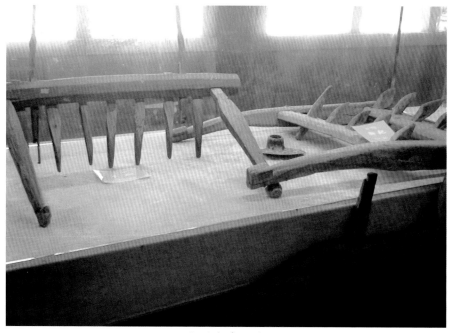

佤族生产用具

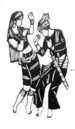
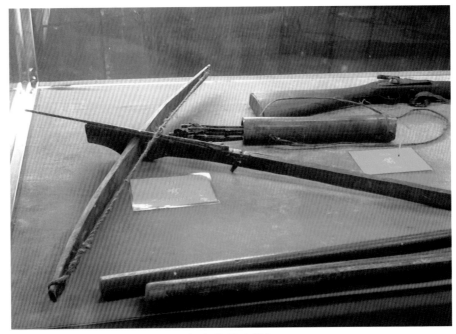

佤族武器（弩）

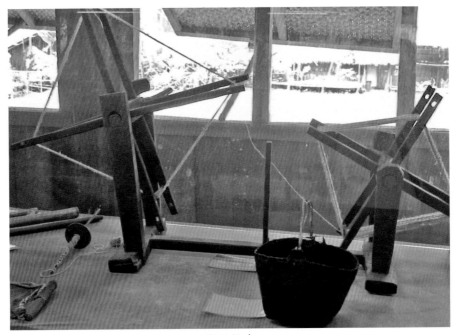

佤族纺车

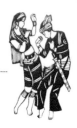

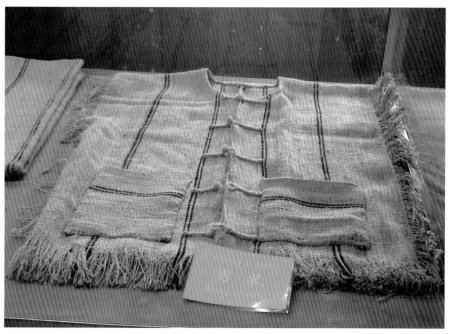

佤族服饰（男服）

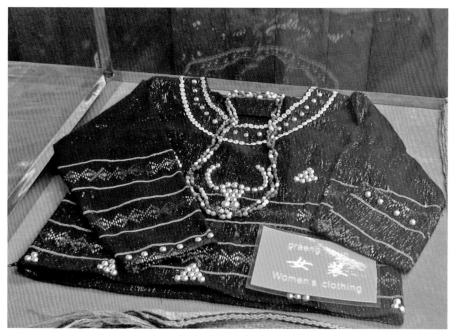

佤族服饰（女服）

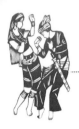

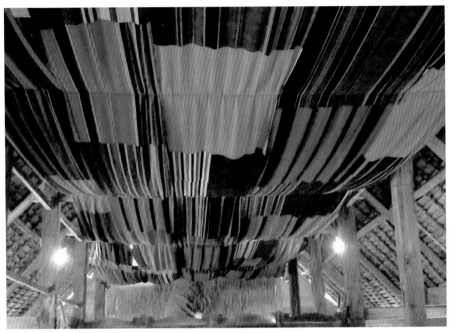

佤族织锦

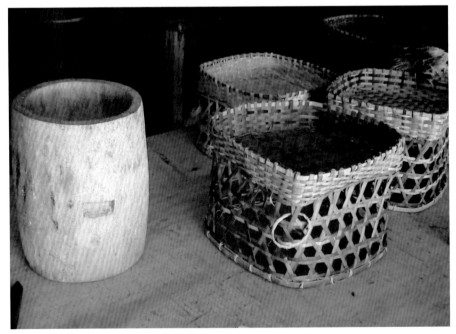

佤族生产生活用具

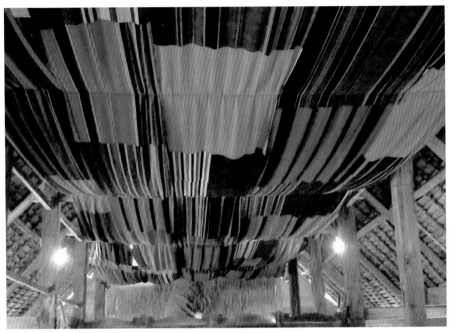

佤族织锦

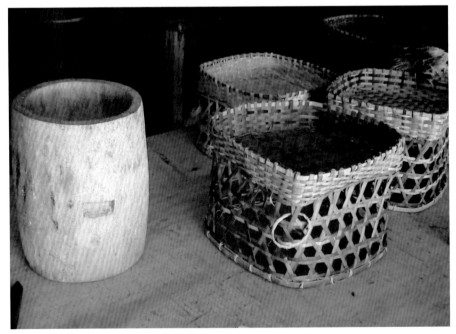

佤族生产生活用具

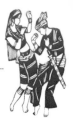

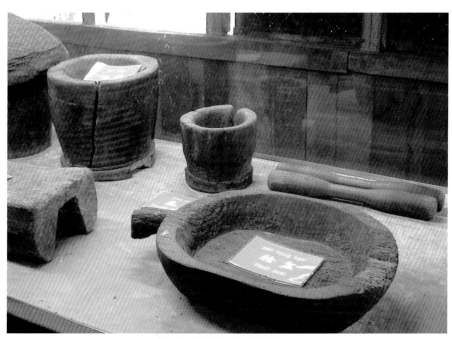

佤族生产生活用具

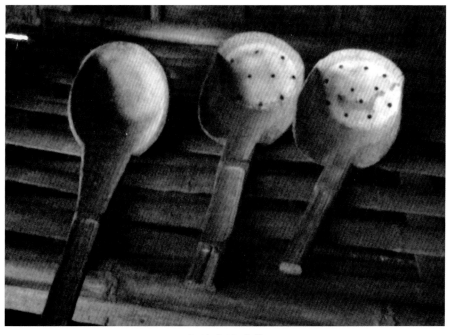

佤族生活用具

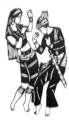

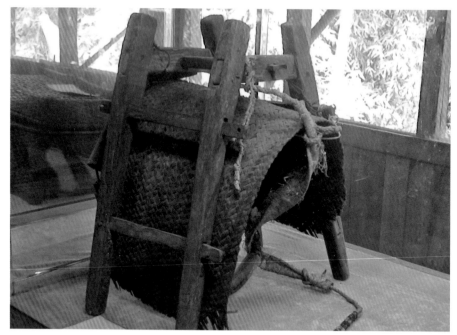

佤族生产用具

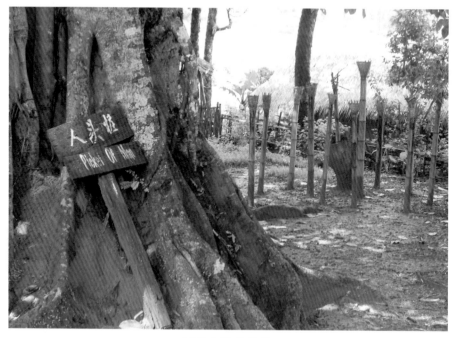

阿佤山寨的祭礼

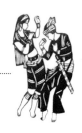

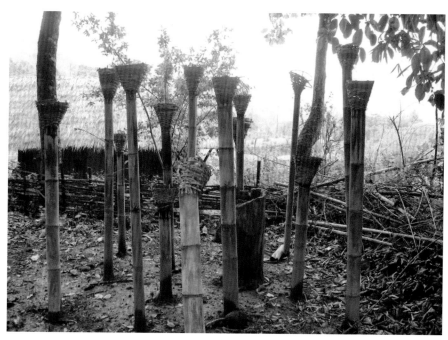

阿佤山寨的祭礼

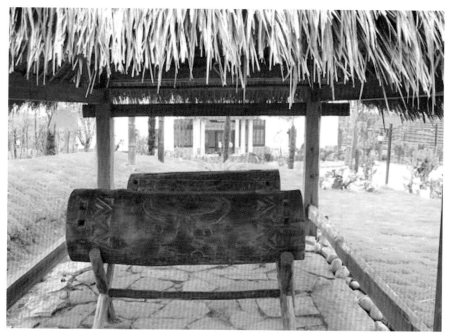

木鼓声声

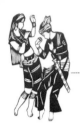

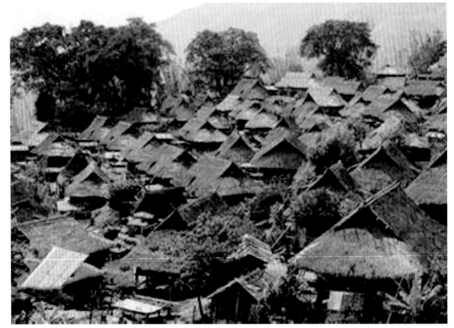

佤族山寨

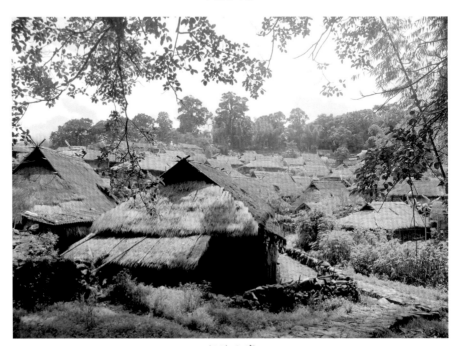

佤族山寨

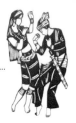

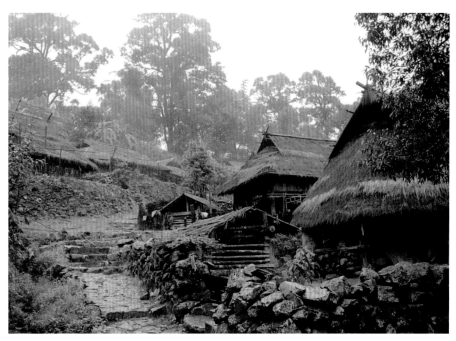

佤族民居

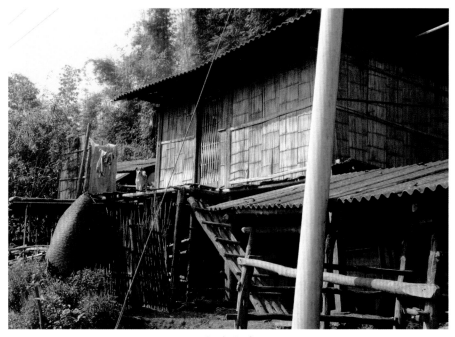

佤族民居

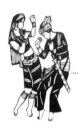

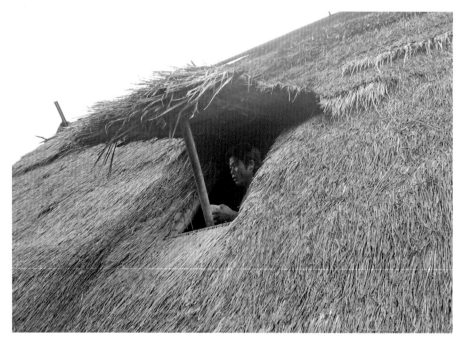

佤族民居

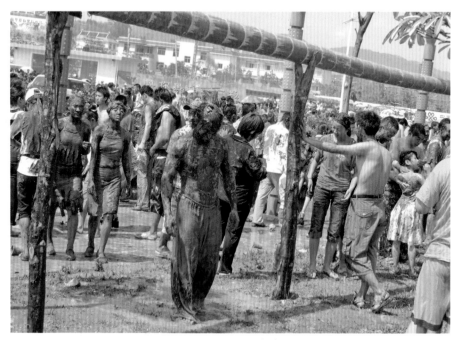

佤族人民的狂欢节

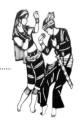

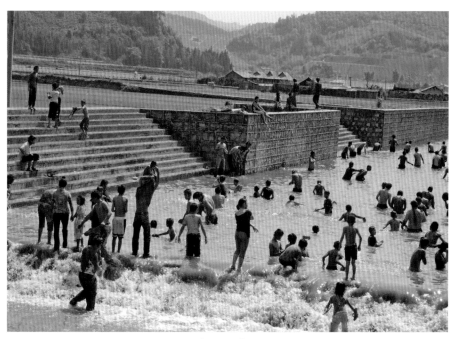

快乐的节日

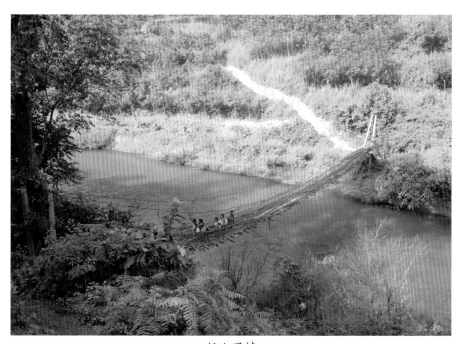

低山风情

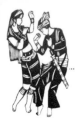

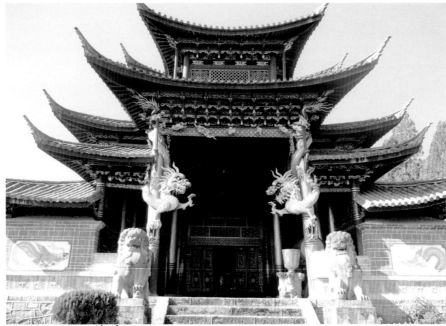

2. 佤族医药采访调研 沧源县广允寺

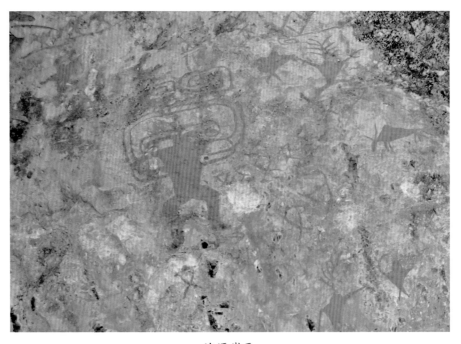

沧源崖画

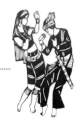

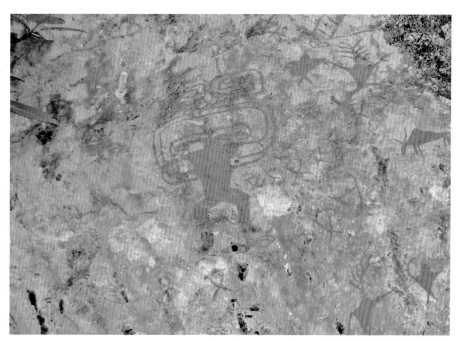

沧源崖画

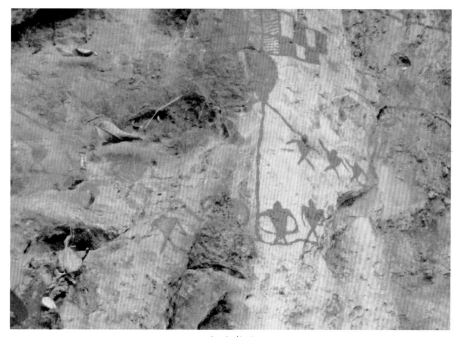

沧源崖画

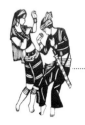

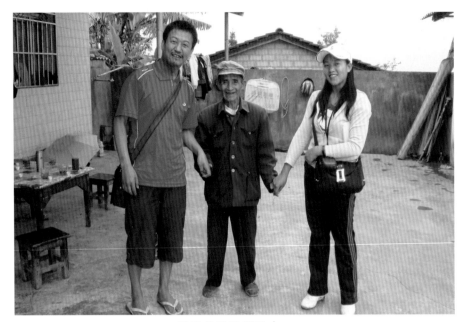

拜访佤族民间医生

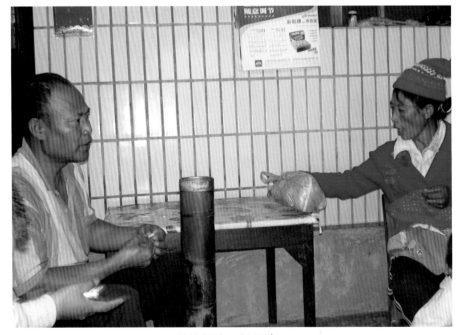

拜访佤族民间医生

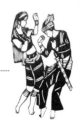

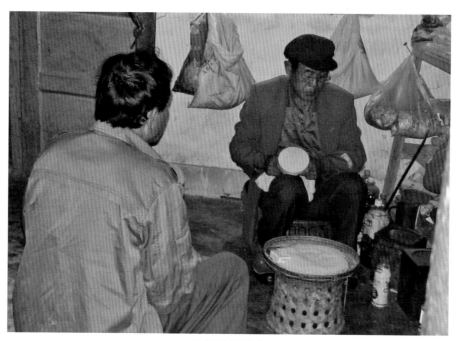

佤族民间医生

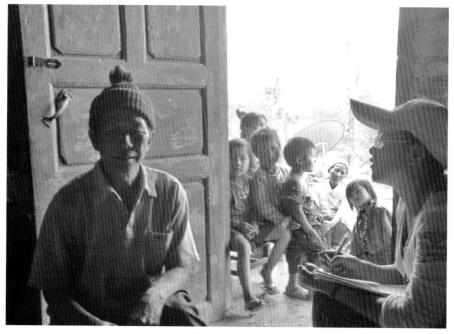

佤族民间医生

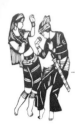
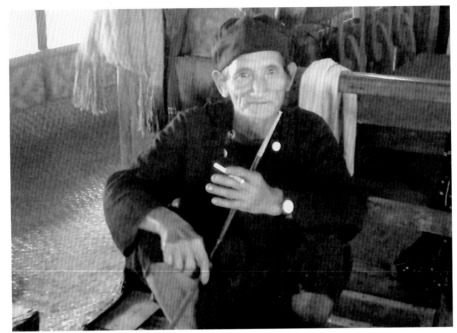

魔巴

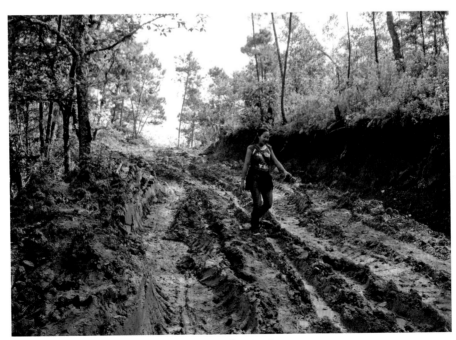

阿佤山崎岖之路

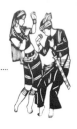

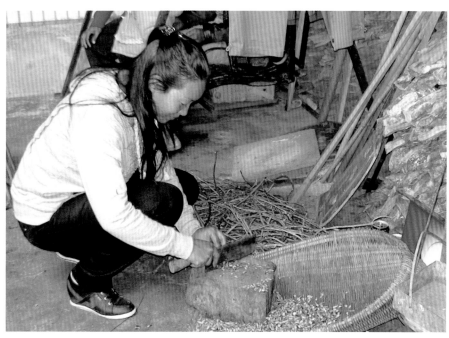

与佤族医生交流

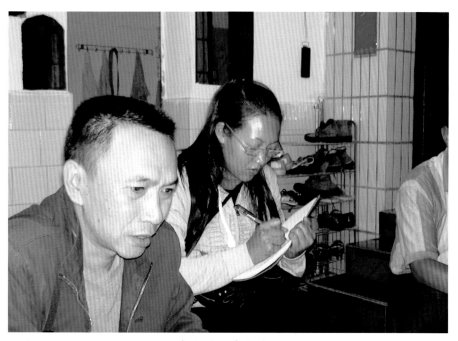

与佤族医生交流

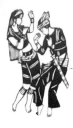
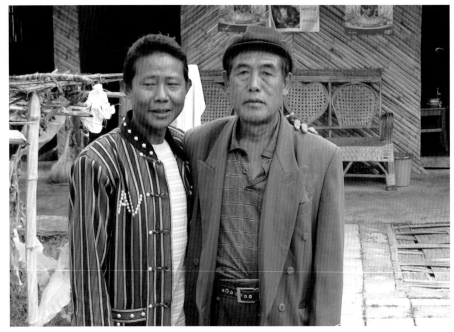

佤族医生（右）与治愈好的患者合影

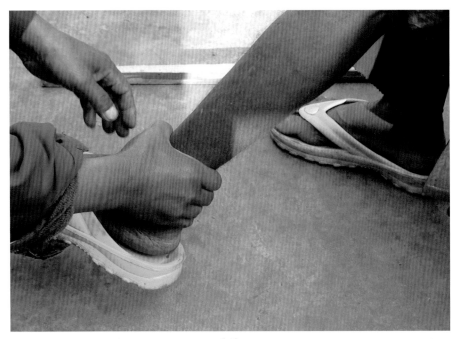

看诊

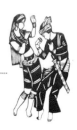

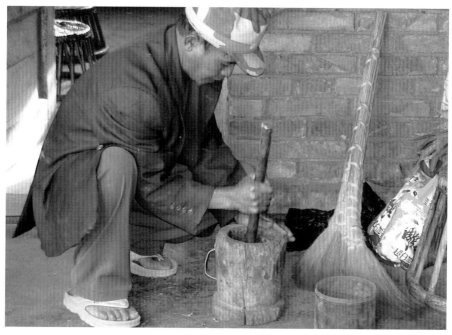

舂（捣）药

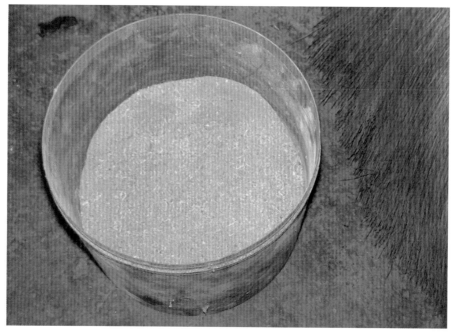

佤族医药器具

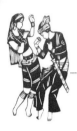

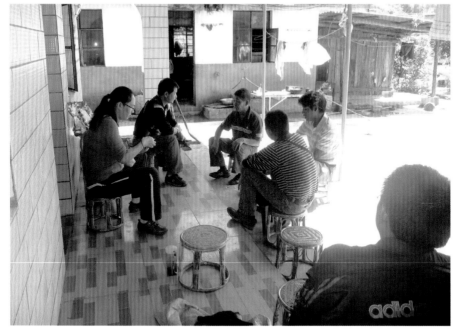

调查采访民间医生

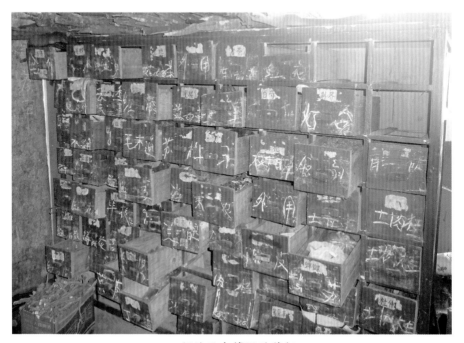

佤族医生简陋的药柜

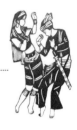

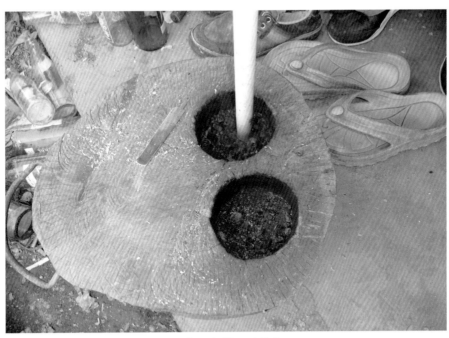

佤族医生简陋的药柜

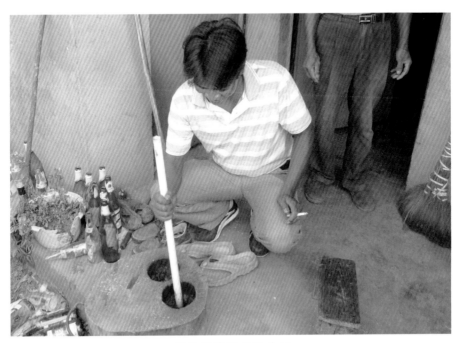

佤族医药器具的使用

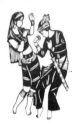

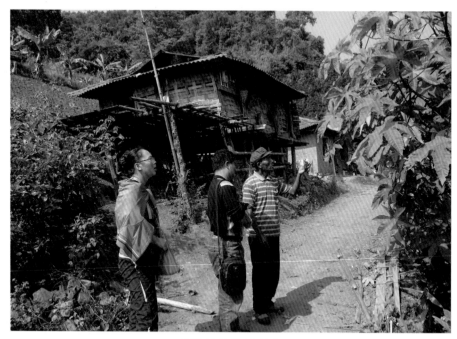

采访佤族民间医生

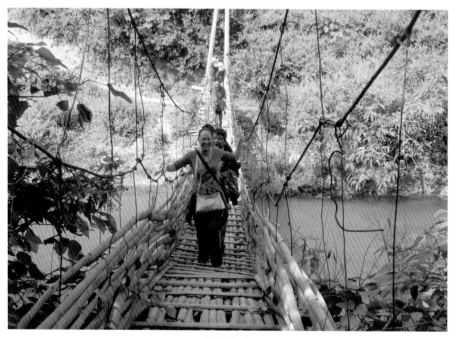

采访途中

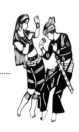

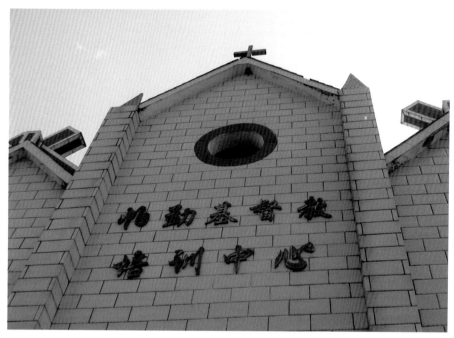

佤族医生简陋的药柜

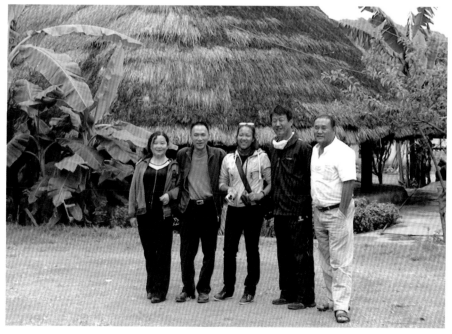

课题组成员在佤族山寨

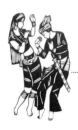

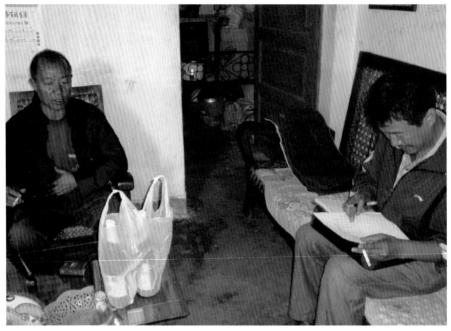

拜访佤族民间医生

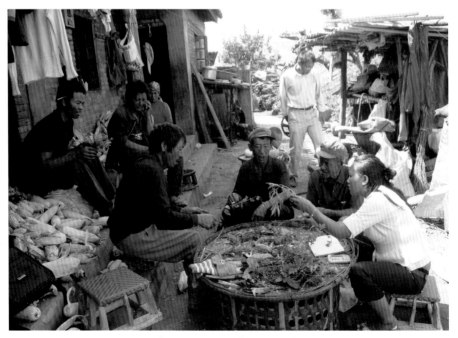

与佤族民间医生现场交流

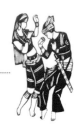

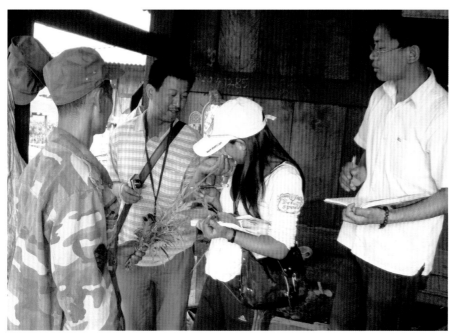

与佤族民间医生交流

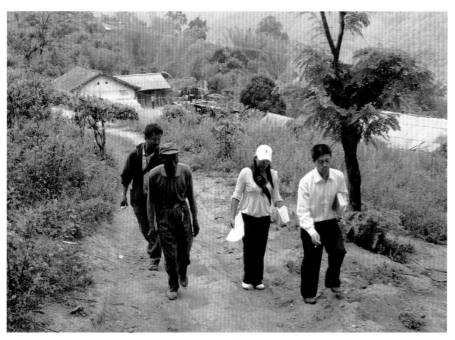

上山采药

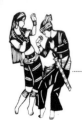

第十二章　对该民族医药研究工作的建议

一、存在问题

1. 对佤族医药尚缺乏科学和系统的研究

由于佤族没有文字，佤族医药理论和体系等没有文字记载，佤族医药理论和相关体系仅凭口传心授、巫师（魔巴传教）、民间神话传说（诗歌传唱）和口碑载道等渠道进行传承，大量的医药经验及传统经方、验方、秘方至今仍散落人间，因此，佤族医药研究至今仍有疏漏、缺陷，仍需进行大量科学和系统的研究。

2. 佤族医药至今仍无一个具有国药准字号的代表性的药品

虽然在佤族医药的研究中发现了具有佤族医药代表性的药物，但至今仍未进行深入研究，研制出一个具有国药准字批文的，能代表佤族传统医药的药品出现。

3. 佤族医药研究水平有待提高

虽然，在云南省临沧市的沧源县有一个佤族医药研究所，但研究人员少（5人），研究机构级别低（县卫生局下属股所级医疗机构，主要以中医门诊为主，配合县卫生局进行民间医生的培训，附带进行民族医药的调查等工作），要进行科学、系统的佤族医药研究谈何容易。因此，应该加强佤族医药研究机构的建设，从整体上提高佤族医药的研究水平。

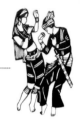

二、佤族医药的发展对策

1. 加强佤族医药研究机构建设，提高佤族医药研究水平

佤族医药源远流长，在佤族发展的历史进程中，为佤族人民的生存、繁衍、世代相传作出了巨大的贡献，在某些疾病的治疗方面有独到之处。有鉴于此，建议在佤族的两个主要聚居区：云南省普洱市西盟县和云南省临沧市内，在现有民族医药研究机构的基础之上，在普洱市民族传统医药研究所设专门的佤族医药研究室，加大佤族医药研究的力度。加强临沧市的佤族医药研究机构建设，提高沧源县佤族医药研究所的行政级别，增加佤族医药研究机构人员编制，增加佤族医药研究经费投入，引进民族医药研究高端研究人才，全面提升佤族医药的研究水平。

2. 加快从佤族医药中发掘、筛选、验证和研制新药进程

继续进行佤族医药调查与研究，加强佤族医药单方、经方、验方和秘方的搜集、整理、验证和提高工作，从佤族医药中发掘、筛选、验证和研制新药，让古老、神秘的佤族医药揭开神秘的面纱，焕发出青春活力，展现时代风采，让佤族医药发扬光大，为人民的身体健康服务。

3. 加强佤族医药的发掘及应用开发工作，让佤族医药走出深山，实现产业化发展，向人民大众展现佤族医药的风采

加强从佤医药中开发新药的程度与水平，推广利用古老的佤族医药诊疗技术，逐步实现佤族医药的现代化和产业化，让佤族医药走出深山，一展佤族医药的雄姿。

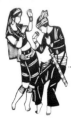

参考文献

1.云南省普洱市．西盟县志（第1版）[M]．昆明：云南人民出版社，1997.

2.云南省临沧市．沧源县志（第1版）[M]．昆明：云南民族出版社，1998.

3.云南省普洱市．孟连县志（第1版）[M]．昆明：云南人民出版社，1999.

4.云南省临沧市．双江县卫生志[M]．2006.

5.中国医学科学院药用植物资源开发研究所云南分所.中国佤族医药（1-4册）[M]．昆明：云南民族出版社，1990.

6.云南省思茅行政公署民委．思茅少数民族[M]．昆明：云南民族出版社，1990.

7.思茅师范高等专科学校，杜巍等编著.文化、宗教、民俗（首届中国佤族文化学术研讨会论文集）[M]．昆明：云南大学出版社，2008.

8.毕登程、隋嘎，等.司岗里（佤族创世史诗）[M]．昆明：云南人民出版社，2009.